脑电功能连接理论与实践

赵宗亚　张利朋　于　毅　胡玉霞◎著

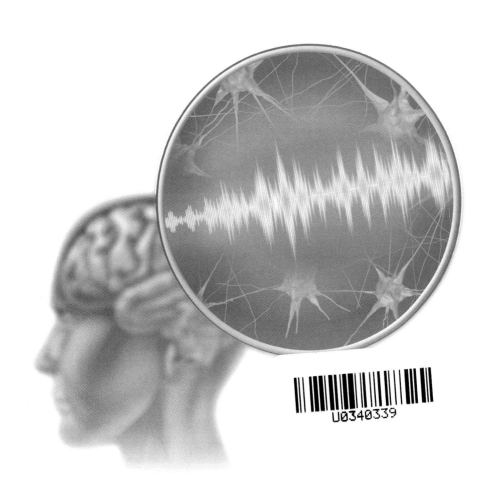

郑州大学出版社

图书在版编目（CIP）数据

脑电功能连接理论与实践／赵宗亚等著. -- 郑州：郑州大学出版社，2024.2
ISBN 978-7-5773-0091-7

Ⅰ. ①脑… Ⅱ. ①赵… Ⅲ. ①脑电图－研究 Ⅳ. ①R741.044

中国国家版本馆 CIP 数据核字（2024）第 020602 号

脑电功能连接理论与实践
NAODIAN GONGNENG LIANJIE LILUN YU SHIJIAN

策划编辑	张　霞		封面设计	苏永生
责任编辑	张　霞　张馨文		版式设计	苏永生
责任校对	樊建伟		责任监制	李瑞卿

出版发行	郑州大学出版社		地　　址	郑州市大学路 40 号（450052）
出 版 人	孙保营		网　　址	http://www.zzup.cn
经　　销	全国新华书店		发行电话	0371-66966070
印　　刷	新乡市豫北印务有限公司			
开　　本	787 mm×1 092 mm　1／16			
印　　张	12.5		字　　数	277 千字
版　　次	2024 年 2 月第 1 版		印　　次	2024 年 2 月第 1 次印刷

| 书　　号 | ISBN 978-7-5773-0091-7 | | 定　　价 | 85.00 元 |

本书如有印装质量问题，请与本社联系调换。

脑电技术可以说是目前研究大脑活动重要的技术手段之一,在其近百年的发展过程中,研究者提出了丰富的脑电数据挖掘算法。现代脑科学研究表明,大脑高级认知功能的顺利执行很大程度上依赖于不同脑区之间的相互协同,而脑电功能连接就是用来度量脑区之间信息交流的一类算法。目前,国内外研究者出版了不少优秀的脑电教材/著作供大家学习,笔者依然清晰记得自己阅读的第一本脑电教材是李颖洁等老师的《脑电信号分析方法及其应用》,其次是 Mike X Cohen 的 *Analyzing Neural Time Series Data-Theory and Practice* 及 Steven J. Luck 的《事件相关电位基础》第一版和第二版等(这里就不再一一列出其他教材/著作)。正是基于这些优秀的脑电教材/著作,笔者才能从一无所知到较为系统地建立起脑电分析技术体系,同时,笔者也切身体会到一本专业、实用、优秀的脑电教材/著作对于刚进入脑电领域的研究者来说是何等重要。脑电功能连接是脑电分析技术的一个重要分支,也是目前学术界研究的热点,其涉及的具体指标种类数目众多,虽然目前的脑电教材/著作对脑电功能连接有涉及,但并没有对其做更为系统和深入的介绍。鉴于此,笔者萌生了撰写一本聚焦脑电功能连接相关算法的教材/著作的念头,经过两年多的筹备、撰写和审校等工作,这本书即将与大家见面。

本书的撰写以实战应用为导向,尽量用浅显易懂的方式介绍相关功能连接指标的算法和公式,书中大部分的功能连接指标都给出了相应的操作代码或工具包的实现方式。本书共分 12 章,第一章对脑电功能连接进行概述,第二章介绍脑电信号预处理的步骤,第三章论述相关和互相关这一类功能连接指标,第四章介绍基于相干的功能连接,第五章、第六章、第七章、第八章分别介绍基于相位的功能连接、基于格兰杰因果的有向连接、基于信息论的功能连接和动态因果模型,第九章重点论述脑电跨频率耦合的相关知识,第十章对脑电功能连接计算中存在的容积传导问题及其解决方案进行介绍,第十一章介绍脑网络分析的基本概念,最后一章对功能连接的统计分析和可视化进行重点介绍。

在本书的编写作过程中,几位作者尽最大努力检查内容和文字,希望做到"完美",但由于作者们的水平有限,难免存在一些问题。纵有千般遗憾,但本书的出版对于笔者来说是一种能力的挑战和突破,是一种自我上进的激励,更是一种知识的总结升华。同时,笔者希望本书能够起到抛砖引玉的作用,能够给脑电领域特别是关注和应用脑电功能连接技术的研究者提供一定的参考。如果读者朋友在阅读本书的过程中发现相关错误,请及时与笔者联系;亦或是您熟悉某些功能连接指标而本书又没有涉及的,也可以与笔者联系,我们可以通力合作在本书的下一版中对此进行完善。此外,本书附带了很多操作代码,请购买本书的读者朋友及时与笔者联系索要(邮箱:623473576@qq.com)。

赵宗亚于河南新乡

2023 年 9 月 16 日

目录

第一章 脑电功能连接概述 ………………………………………… 001
 第一节 脑电的技术优势和不足 ………………………………… 002
 第二节 脑电功能连接的基本概念 ……………………………… 003
 第三节 脑电功能连接的分类 …………………………………… 004
 第四节 脑电功能连接分析的一般流程 ………………………… 007

第二章 脑电信号的预处理 ………………………………………… 009
 第一节 常见的脑电伪迹和干扰 ………………………………… 009
 第二节 脑电信号预处理的一般步骤 …………………………… 013
 第三节 基于EEGLAB工具包的脑电预处理实例 ……………… 020

第三章 相关与互相关 ……………………………………………… 034
 第一节 皮尔逊相关系数 ………………………………………… 034
 第二节 斯皮尔曼相关系数 ……………………………………… 039
 第三节 偏相关 …………………………………………………… 043
 第四节 互相关 …………………………………………………… 047
 第五节 相关和互相关应用举例 ………………………………… 049

第四章 基于相干的功能连接 ……………………………………… 051
 第一节 频谱相干 ………………………………………………… 051
 第二节 虚部相干 ………………………………………………… 054
 第三节 小波相干 ………………………………………………… 057
 第四节 基于相干的功能连接应用举例 ………………………… 061

第五章 基于相位的功能连接 ……………………………………… 063
 第一节 相锁值 …………………………………………………… 063
 第二节 相滞指数 ………………………………………………… 066
 第三节 加权相滞指数 …………………………………………… 068
 第四节 相位斜率指数 …………………………………………… 070
 第五节 基于相位的功能连接应用举例 ………………………… 072

第六章 基于格兰杰因果的有向连接 ……………………………… 075
 第一节 自回归模型 ……………………………………………… 075
 第二节 时域格兰杰因果连接 …………………………………… 077
 第三节 频域格兰杰因果连接 …………………………………… 081
 第四节 有向传递函数 …………………………………………… 084

　　　　第五节　　部分有向相干 ·· 095
　　　　第六节　　其他基于格兰杰因果的有向连接 ·················· 097
　　　　第七节　　基于格兰杰因果的有向连接工具包汇总 ········· 099
　　　　第八节　　基于格兰杰因果的有向连接应用举例 ············ 100

第七章　基于信息论的功能连接 ··· 106
　　　　第一节　　香农熵 ··· 106
　　　　第二节　　互信息 ··· 108
　　　　第三节　　滞后互信息和偏互信息 ····························· 110
　　　　第四节　　传递熵 ··· 111
　　　　第五节　　其他形式的传递熵 ··································· 115
　　　　第六节　　互信息和传递熵应用举例 ························· 116

第八章　动态因果模型 ··· 121
　　　　第一节　　动态因果模型数学理论 ····························· 121
　　　　第二节　　基于 SPM12 工具箱的 DCM 模型构建 ········· 126
　　　　第三节　　DCM 应用举例 ······································· 138

第九章　跨频率耦合 ·· 140
　　　　第一节　　跨频率耦合的定义和类型 ························· 140
　　　　第二节　　相–幅耦合 ··· 144
　　　　第三节　　幅–幅耦合 ··· 151
　　　　第四节　　相–相耦合 ··· 153
　　　　第五节　　跨频率耦合应用举例 ································ 154

第十章　容积传导问题 ··· 157
　　　　第一节　　容积传导问题概述 ··································· 157
　　　　第二节　　容积传导问题的解决方案 ························· 158
　　　　第三节　　表面拉普拉斯的基本原理 ························· 159
　　　　第四节　　表面拉普拉斯实战操作 ····························· 162

第十一章　脑网络分析 ··· 167
　　　　第一节　　脑网络基础 ··· 167
　　　　第二节　　阈值化连接矩阵 ····································· 169
　　　　第三节　　基于图论的脑网络参数 ····························· 171
　　　　第四节　　脑网络分析实践及应用举例 ····················· 173

第十二章　功能连接的统计分析和可视化 ···························· 176
　　　　第一节　　多重比较校正 ··· 176
　　　　第二节　　功能连接的统计分析 ································ 178
　　　　第三节　　基于网络的统计分析 ································ 180
　　　　第四节　　功能连接的可视化 ································· 184

第一章

脑电功能连接概述

自 1929 年 Hans Berger 第一次记录到人的脑电信号（electroencephalogram，EEG），EEG 技术用于人体的研究历史已接近百年。在这近百年的发展过程中，EEG 技术的发展不仅是采集硬件持续改进（从单导联到多导联，从多导联到高密度，从有线记录到无线记录等），更重要的是伴随着 EEG 分析方法和算法的不断丰富和完善，使得研究者可以从不同角度对有限的数据进行挖掘。在众多的 EEG 分析方法和算法中（如时域分析、频域分析、时频域分析等），EEG 功能连接分析占据着重要地位，成为目前主流的 EEG 分析方法之一。已有的研究表明，大脑认知功能的顺利执行依靠的不仅仅是某一个脑区的激活，更大程度上依赖于脑区之间的相互协同和信息交流。类似的，很多精神和神经疾病，患者大脑的异常往往也是不同脑区之间的信息传递出现了问题。这就是为什么各种度量脑区之间功能连接的方法会受到学术界如此重视。笔者在 PubMed 数据库中以"（EEG）AND（Functional connectivity）"作为关键词进行检索（检索时间 2022 年 10 月 10 日），发现 2000—2022 年 EEG 功能连接相关的研究论文整体上呈现逐年增加的趋势（图 1-1）。

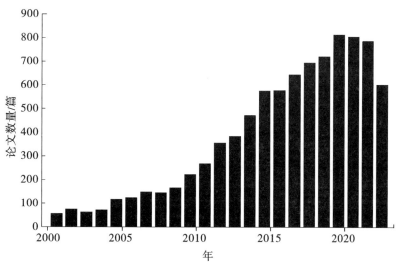

图 1-1　2000—2022 年发表的与 EEG 功能连接相关的论文数量

第一节　脑电的技术优势和不足

EEG 的技术优势和不足是一个"老生常谈"的问题,大部分 EEG 的书籍都会对这个问题进行阐述,但笔者在这里还是想依据自己的理解和经验进行简单的总结。目前,EEG、脑磁图(magnetoencephalogram,MEG)、功能磁共振成像(functional magnetic resonance imaging,fMRI)和功能近红外光谱成像(functional near-infrared spectroscopy,fNIRS)是非侵入式脑成像的四大主流技术,其中 EEG 是第一个用于测量大脑活动的技术,也是总发文量最多的一项技术。从历史角度来看,EEG 技术略显"古老",但这个"古老"并不表示 EEG 技术的没落、被抛弃和被取代,相反,EEG 技术在其发展过程中不断扩展其应用领域,并在与新领域相结合的过程中呈现出无限的活力和应用潜力。这主要依赖于 EEG 的技术优势:①超高的时间分辨率(与 fMRI 和 fNIRS 相比)。目前的脑电设备采样率可以达到几万赫兹,以亚毫秒的时间分辨率进行数据采样。很多大脑的认知过程往往在毫秒级别的时间范围内完成,超高的时间分辨率有利于研究者实时动态追踪大脑快速变化的过程。超高时间分辨率的另外一个优势是可以捕捉神经电信号更宽频带特别是高频带的信息。②直接测量大脑电信号(与 fMRI 和 fNIRS 相比)。电信号是大脑信息交流和传递的主要形式之一,EEG 技术通过测量神经电信号的变化直接反映大脑的活动状态。而 fMRI 和 fNIRS 主要通过测量血氧的变化来间接反映大脑的活动。③设备价格便宜(与其他 3 种成像技术相比)。一台能够测量全脑信号的 64 导脑电设备价格不过百万,而一台能够覆盖全脑的 fNIRS 设备价格大概需要几百万;fMRI 和 MEG 设备的价格在千万级别。可以说,EEG 是一种性价比最高的脑成像技术。便宜的价格使得很多科研实力较弱的地方院校也有能力购买脑电设备搭建相应研究平台。④便携性高(与 fMRI 和 MEG 相比)。伴随着无线便携式脑电的出现,相应的研究不再局限于实验室内。被试佩戴着便携式脑电设备可以在户外跑步、射箭、滑雪、购物、旅游等,研究者可以在更加自然的环境中对大脑功能进行研究,这样的研究比实验室内的研究更加真实。虽然 fNIRS 也有便携式设备,但是其往往只能测量某一脑区,不能覆盖全脑,而便携式脑电设备目前已经可以达到 64 导甚至更高导联。

当然,任何技术都不是万能的。对于 EEG 技术来说,其主要的劣势体现在这几点:①空间分辨率低。EEG 的空间分辨率是厘米级别,fNIRS 的空间分辨率也是厘米级别但比 EEG 的空间分辨率高,fMRI 和 MEG 的空间分辨率可以达到毫米级别。②信号微弱,容易受到噪声干扰。由于 EEG 信号属于低频低幅信号,很容易受到眼电、肌电以及外部大型设备等的影响。③EEG 技术主要用来检测皮层的神经电活动,很难探测到脑深部核团的电活动。这 4 种非侵入式脑成像技术的主要性能对比总结如表 1-1 所示。

表 1-1　四种非侵入式脑成像技术对比

成像技术	原理	时间分辨率	空间分辨率	设备价格	便携性	能否检测深部核团
EEG	神经电信号	高（毫秒）	低（厘米）	低（数万到数十万）	高	否
MEG	神经电流产生的磁信号	高（毫秒）	高（毫米）	高（千万级别）	低	是
fMRI	血氧变化	低（秒）	高（毫米）	高（千万级别）	低	是
fNIRS	血氧变化	较高（秒）	较高（厘米）	较高（数十万到数百万）	较高	否

第二节　脑电功能连接的基本概念

　　脑连接分为结构连接（structural connectivity，SC）和功能连接（functional connectivity，FC）[1]，但也有文献把脑连接分为结构连接、功能连接和有向连接（effective connectivity）[2]。在本书中，我们把有向连接归属为功能连接的一个子类。

　　所谓结构连接，指的是大脑神经元或脑区之间解剖学上的连接，具体来说，如神经元之间轴突或突触连接，皮层和皮层下核团之间的神经纤维束连接等。在微观层面，结构连接指的是神经元之间轴突或突触连接。在介观层面，侵入式的束路追踪技术是研究不同脑区之间结构连接的主要方法，一般用于动物脑结构连接的研究。在宏观层面上，研究者往往利用非侵入式的磁共振成像技术，特别是弥散张量成像（diffusion tensor imaging，DTI）技术研究大脑核团之间的纤维束连接。

　　功能连接指的是不同脑区/组织活动信号之间的统计依赖性，通俗地说，就是利用某种算法计算出两个活动信号之间关系强弱的指标，最简单的功能连接指标非皮尔逊相关系数莫属。在微观层面上，可以利用微电极记录不同脑区的神经元动作电位信号，并基于一定的算法研究这些动作电位信号之间的相关性。在介观层面上，一般通过侵入式的电极，同时记录多个脑区的局部场电位（local field potential，LFP），并采用相应的指标计算这些不同脑区 LFP 信号之间的关系强弱。在宏观层面，一般就是采用头皮 EEG、MEG、fNIRS 和 fMRI 这些非侵入式的脑成像技术，研究不同脑区信号的关系性[3]。

　　本书主要聚焦头皮 EEG，其不能提供大脑的结构信息，只能从宏观层面研究不同脑区信号之间的功能连接。虽然本书主要针对头皮 EEG 的功能连接进行阐述，但是书中的功能连接分析方法可以适用于皮层脑电（electrocorticogram，ECoG）、LFP 等不同层面的电生理信号。

第三节　脑电功能连接的分类

　　脑电功能连接是一个很宽泛的概念,其包含的具体算法和指标不下几十种。在这些指标中,有些是研究者经常使用的,有些可能用的较少,有些是经典的而有些是最新提出的。我们可以采用一定的标准对功能连接指标进行分门别类,当然,任何事物都有多面性,不同的分类标准得到的结果往往不同。

　　按照结果是否具有方向性,可以把功能连接分为无方向的功能连接(即无向连接)和有方向的功能连接(即有向连接)。无向连接只能度量出两个脑区之间关系的强弱,不能得出类似于"谁是因谁是果,谁是源(source)谁是汇(sink),谁是输出谁是输入"之类的具有方向性的推论。而有向连接是一种因果推断的方法,可以得出上述具有方向性的推论。常用的无向连接包括相关(correlation)、相干(coherence)、相锁值(phase locking value,PLV)等。而常用的有向连接指标包括格兰杰因果连接、动态因果模型(dynamic causal modeling,DCM)等。

　　根据是否有先验的假设模型,功能连接指标还可以分为基于模型(model-based)和非基于模型(model-free)两类。基于模型的功能连接(如格兰杰因果连接、动态因果模型DCM等)假设脑电信号遵循一定的生物物理或数学模型,在计算的过程中需要用测量得到的信号去拟合这个模型,例如,格兰杰因果连接在计算时需要用自回归模型拟合脑电信号。大部分的功能连接指标如相关、相干、相锁值等都属于非基于模型的功能连接指标[4]。

　　功能连接有双变量和多变量之分。双变量功能连接在计算两个通道信号之间的功能连接时完全不考虑其他通道的影响,但是其容易引入虚假连接[5]。皮尔逊相关、相干、相锁值和互信息等都属于双变量功能连接。相反,多变量功能连接在计算两两通道信号之间的功能连接时会把其他通道的影响考虑进来,如部分有向相干(partial directed coherence,PDC)、有向传递函数(directed transfer function,DTF)等指标会把所有通道信号拟合到一个自回归模型(即所谓的多变量自回归模型)。

　　此外,根据功能连接是在时域还是频域计算得到,可以分为时域和频域功能连接两类。相关、互信息等都属于时域功能连接,而相干、相锁值、PDC、DTF、DCM等都属于频域功能连接。

　　最后,我们把本书所讲到的功能连接及其分类汇总在表1-2中。

表 1-2　功能连接指标及其分类

功能连接		方向性		是否基于模型		双/多变量		时/频域	
序号	名称	无	有	是	否	双	多	时	频
1	PCC	√			√	√		√	
2	SCC	√			√	√		√	
3	PaCC	√			√		√	√	
4	CC	√			√	√		√	
5	Coh	√			√	√			√
6	iCoh	√			√	√			√
7	wCoh	√			√	√			√
8	PLV	√			√	√			√
9	PLI	√			√	√			√
10	wPLI	√			√	√			√
11	PSI		√		√	√			√
12	tGC		√	√		√		√	
13	ctGC		√	√			√	√	
14	fGC		√	√		√			√
15	cfGC		√	√			√		√
16	DTF		√	√			√		√
17	PDC		√	√			√		√
18	nnDTF		√	√			√		√
19	ffDTF		√	√			√		√
20	dDTF		√	√			√		√
21	gPDC		√	√			√		√
22	DC		√	√			√		√
23	ffDC		√	√			√		√
24	dDC		√	√			√		√
25	wPDC		√	√			√		√
26	MI	√			√	√		√	
27	LMI	√			√	√		√	
28	PMI	√			√		√	√	
29	TE		√		√	√		√	
30	PTE		√		√		√	√	

续表 1-2

功能连接		方向性		是否基于模型		双/多变量		时/频域	
序号	名称	无	有	是	否	双	多	时	频
31	MTE		√		√		√	√	
32	PhTE		√		√	√			√
33	STE		√		√	√		√	
34	DCM		√	√			√	√	
35	MIn	√			√	√			√
36	SI	√			√	√			√
37	ESC	√			√	√			√
38	NESC	√			√	√			√
39	CFCo	√			√	√			√
40	MIE	√			√	√			√
41	PACGLM	√		√		√			√
42	AAC	√			√	√			√
43	PPC	√			√	√			√

注:PCC,皮尔逊相关系数(pearson correlation coefficient);SCC,斯皮尔曼相关系数(spearman correlation coefficient);PaCC,偏相关(partial correlation coefficient);CC,互相关(cross-correlation);Coh,频谱相干(spectral coherence);iCoh,虚部相干(imaginary coherence);wCoh,小波相干(wavelet coherence);PLV,相锁值(phase locking value);PLI,相滞指数(phase lag index);wPLI,加权相滞指数(weighted phase-lag index);PSI,相位斜率指数(phase slop index);tGC,时域格兰杰因果(time-domain granger causality);ctGC,条件时域格兰杰因果(conditionaltime-domain granger causality);fGC,频域格兰杰因果(frequency-domain granger causality);cfGC,条件频域格兰杰因果(conditional-frequency-domain granger causality);DTF,有向传递函数(directed transfer function);PDC,部分有向相干(partial directed coherence);nnDTF,非归一化 DTF(nonnormalized DTF);ffDTF,全频 DTF(full frequency DTF);dDTF,直接 DTF(direct DTF);gPDC,广义 PDC(generalized PDC);DC,有向相干(directed coherence);ffDC,全频 DC(full frequency DC);dDC,直接 DC(direct DC);wPDC,加权 PDC(weighted PDC);MI,互信息(mutual information);LMI,滞后互信息(lagged MI);PMI,偏互信息(partial MI);TE,传递熵(transfer entropy);PTE,偏传递熵(partial TE);MTE,多变量传递熵(multivariate TE);PhTE,相位传递熵(phase transfer entropy);STE,符号传递熵(symbolic TE);DCM,动态因果模型(dynamic causal modeling);MIn,调控指数(modulation index);SI,同步化指数(synchronization index);ESC,包络-信号相关(envelope-to-signal correlation);NESC,幅度归一化的 ESC(amplitude normalized ESC);CFCo,跨频率相干(cross frequency coherence);MIE,基于熵的调控指数(modulation index based on entropy);PACGLM,基于一般线性模型的相-幅耦合(PAC based on general linear model);AAC,幅-幅耦合(amplitude-amplitude coupling);PPC,相-相耦合(phase-phase coupling)。

第四节 脑电功能连接分析的一般流程

单变量分析方法,如事件相关电位(event-related potential,ERP)时域分析、功率谱分析、时频分析等往往只能揭示某一个通道/脑区的脑电特征变化,而功能连接分析更关注不同通道/脑区之间的脑电同步性或功能协同性。大脑认知功能依赖于不同脑区之间的协同工作,而很多精神和神经疾病的大脑功能异常往往也是不同脑区之间的信息传递出现了问题。基于这样的事实,在研究某些科学问题时,功能连接分析成为不可替代的方法。这里,我们对脑电功能连接的一般分析流程进行汇总(图1-2)和简单说明,使读者在阅读本书时心中有一个总的纲领。

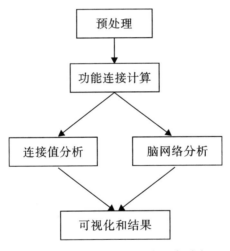

图1-2 脑电功能连接分析一般流程

当我们获取到原始EEG数据之后,首先做的事就是对数据进行预处理,预处理的目的是去除EEG中的干扰或伪迹成分,获得较为干净的大脑活动电信号。由于EEG信号属于低频、低幅信号,很容易受到其他伪迹的干扰,常见的干扰来源包括眼电、肌电、心电和市电等。关于脑电预处理,我们会在第二章中做详细的阐述。

对预处理干净的数据,我们就可以依据研究的问题选择合适的功能连接指标进行计算。正如前面所阐述的,功能连接可以分为有向和无向、基于模型和非基于模型、双变量和多变量、时域和频域等,所涉及的功能连接指标有几十种,而每种指标都有其优势和不足,研究者需要对常用功能连接指标的特点有所了解,才能做到有的放矢、胸有成竹。这一部分是本书重点阐述的内容,我们会用7章的内容具体讲述常用功能指标的含义及其实战操作。基于选择的功能连接指标,对于每个被试和每个频带,我们可以构建出 $N \times N$ 的功能连接矩阵,其中 N 表示通道数。

对于得到的功能连接矩阵，我们可以进行后续分析。当然，在这一步，具体的分析方法也有很多，但是我们主要介绍两种最常用的分析方法。一种是直接进行功能连接值的统计，得到有统计学差异的连接值；另外一种是把功能连接矩阵看作是网络，基于图论提取网络的拓扑参数，然后进行统计分析。当然，这两种方法也可以结合起来进行分析。此外，得到的有统计学差异的指标可以与行为学或临床数据做相关。

最后就是结果的可视化，特别是功能连接的可视化。结果可视化的目的是向读者以直观的形式呈现我们的研究结果或发现，我们可以把功能连接绘制成功能连接矩阵热图，在脑膜板中绘制不同电极之间的功能连接，或者是把功能连接绘制成弦图的形式等。

参考文献

[1] ANDRÉ M. BASTOS, JAN-MATHIJS SCHOFFELEN. Tutorial Review of Functional Connectivity Analysis Methods and Their Interpretational Pitfalls[J]. Frontiers in Systems Neuroscience, 2016, 9:175-185. DOI:10.3389/fnsys.2015.00175.

[2] SAKKALIS V. Review of advanced techniques for the estimation of brain connectivity measured with EEG/MEG[J]. Computers in Biology and Medicine, 2011, 41(12):1110-1117. DOI:10.1016/j. compbiomed. 2011.06.020.

[3] ALEX FORNITO, ANDREW ZALESKY, EDWARD T. BULLMORE. Fundamentals of Brain Network Analysis[M]. USA: Elsevier Inc., 2016.

[4] JUN CAO, YIFAN ZHAO, XIAOCAI SHAN, et al. Brain functional and effective connectivity based on electroencephalography recordings: A review[J]. Human Brain Mapping, 2022, 43(2):175-190. DOI:10.1002/hbm. 25683.

[5] BLINOWSKA KJ. Review of the methods of determination of directed connectivity from multichannel data[J]. Medical & Biological Engineering&Computing, 2011, 49(5):521-529. DOI:10.1007/s11517-011-0739-x.

第二章

脑电信号的预处理

　　脑电信号具有低频（几十赫兹以下）、低幅（微伏级别）的特征,在采集过程中容易混入多种伪迹和干扰,因此,在采集到原始脑电数据之后,要做的第一个工作就是对脑电信号进行预处理。脑电信号预处理的主要目的就是去除混杂在脑电信号中的非大脑活动成分,以便得到"干净"的脑电信号用于后续的指标计算。在本章中,我们首先系统论述了常见的脑电伪迹和干扰,接着汇总了脑电信号预处理的一般步骤,最后作为实战操作部分,我们用 EEGLAB 开源工具包和实际脑电数据演示如何一步一步进行脑电的预处理。

第一节　常见的脑电伪迹和干扰

　　脑电信号中常见的伪迹和干扰主要包括眼电、肌电、心电、工频干扰、出汗伪迹等。接下来对每一种伪迹或干扰的特点及其在脑电信号中的表现形式进行说明。

一、垂直眼电（眨眼伪迹）

　　每个眼球的前面（正面）存在一个正向电位梯度,而后面（背面）有一个负向的电位梯度,这就形成一个偶极子（dipole）,这个偶极子的电势分布从前向后逐渐削弱。当眨眼时,眼睑会横越眼球,眼睑相当于一个变化的电阻,会改变偶极子电势的分布,从而产生眨眼伪迹即垂直眼电。垂直眼电主要来源于被试的眨眼,如图 2-1 所示,垂直眼电在脑电信号中表现出类似于"小山包"的突起,越靠近眼睛部位的电极其信号中的垂直眼电幅度越大（如 Fpz、Fp1、Fp2）,而随着与眼睛的距离增大,电极上的垂直眼电幅度呈现出逐渐衰减的趋势,而一些远离眼睛部位的电极甚至观察不到垂直眼电（如枕叶上的电极 Oz等）。由于垂直眼电来源于被试不自主的眨眼,因此在实验中是不可避免的,只能通过后续的预处理去除掉。

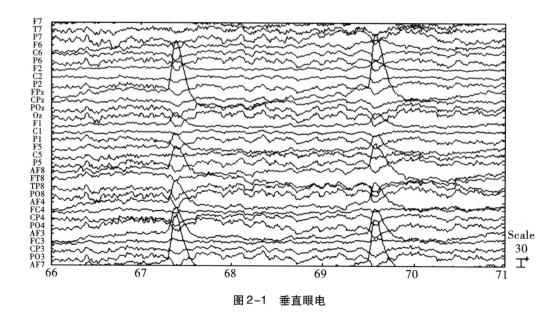

图2-1　垂直眼电

二、水平眼电(眼球运动伪迹)

水平眼电来源于眼球的运动,眼球作为一个前正后负的偶极子,眼球运动时,头皮电压梯度将变化,即眼球运动指向的部位变得更正。大多数情况下的眼球运动是眼球的快速扫视(如左右的扫视),如图2-2为眼球左右扫视产生的伪迹,水平眼电在脑电信号中表现出类似于"矩形窗"的形状,在眼睛两侧的电极上幅度较大。但是,与垂直眼电不同,水平眼电在某些实验条件下是可以避免的(比如说实验任务时间较短,并且告诉被试尽量盯着屏幕中心的十字),但随着实验任务时间的延长,被试由于眼睛疲劳,会不自主地转动眼球。

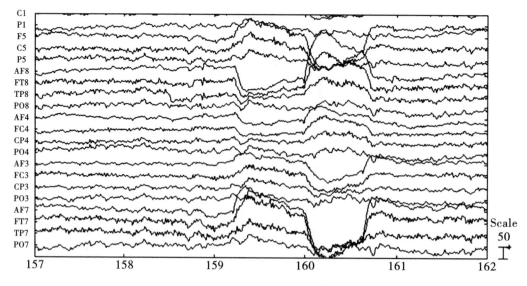

图2-2　眼球左右扫视产生的伪迹

三、肌电

肌电的频率一般在几十到几百赫兹,幅度一般是毫伏级别,无论是频率还是幅度往往比脑电高很多。当脑电信号中混入肌电伪迹时,从脑电图中可以很明显地观察到。脑电中的肌电主要来源于颞肌(如咬牙/咀嚼)、前额肌肉(如皱眉)等的活动,颈部以下的肌肉活动一般不会对脑电产生明显影响。图2-3所示为咀嚼产生的肌电伪迹,图2-4所示为皱眉产生的肌电伪迹。肌电伪迹在很多时候都可以避免,比如说在实验开始前,主试可以告知被试实验过程中不要出现咀嚼、咬牙、说话、皱眉等动作。但是如果被试对象是精神或者神经疾病患者,上述情况可能会不可避免,毕竟患者的配合度没有健康被试的配合度高。对于肌电伪迹,我们可以通过后续的预处理去除。

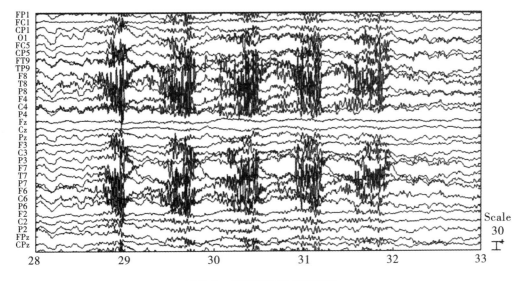

图2-3　咀嚼产生的肌电伪迹

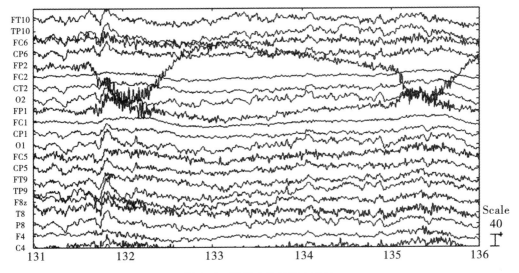

图2-4　皱眉产生的肌电伪迹

四、心电

心电伪迹来源于被试心脏活动产生的电信号,心电往往很容易在乳突出现,如果以乳突作为参考电极的话,那么心电就会以颠倒的形状在所有电极中被观察到(见图2-5)。虽然心电不可避免,但并不是在每个被试的脑电中都能够观察到明显的心电伪迹,也就是说有些被试脑电中心电伪迹非常明显,而有些被试的脑电信号中几乎观察不到心电伪迹。同样,心电伪迹也可以通过后续预处理去除掉。

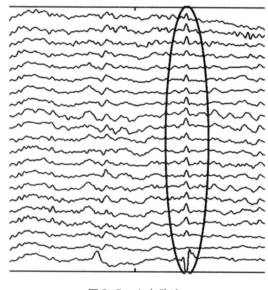

图2-5　心电伪迹

五、工频干扰

50 Hz工频干扰主要来自工频交流电,在脑电信号中主要表现出幅度很大的频率为50 Hz的正弦波,如图2-6所示。工频干扰不可避免,但是可以通过后续的滤波操作去除其影响。当电极的阻抗很高时,更容易引入工频干扰。

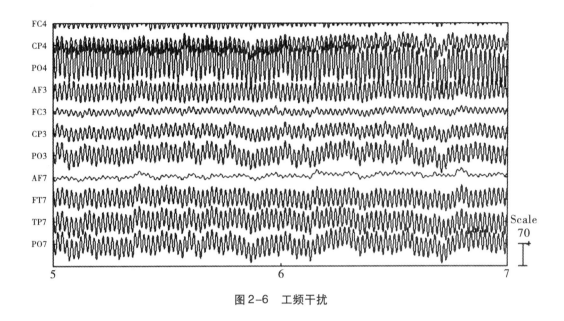

图2-6　工频干扰

此外,被试出汗会引起皮肤电阻的降低,从而引起 EEG 信号非常缓慢的类似于基线漂移的电活动。出汗还容易引起电极松动,造成非常缓慢的电活动。

第二节　脑电信号预处理的一般步骤

这里我们汇总了脑电信号预处理的一般步骤,对每一步操作的含义进行了解释,并在最后列举了预处理过程中需要注意的一些事项。

一、原始数据导入工具包

目前的脑电数据处理都有非常优良的免费开源工具包供科研工作者使用(如 EEGLAB、Fieldtrip),这些免费开源工具包集成了非常丰富的、领域内认可度很高的脑电预处理和后续分析功能。由于不同厂家的脑电设备所生成的原始数据格式并不统一,将不同格式原始数据导入如 EEGLAB 工具包的过程实际上就是格式转换的过程,即把 EDF、CNT、VDHR 等格式转换成如 EEGLAB 中的 set 格式数据。在这个过程中,可以借助相应的插件或者函数进行数据格式的转换。

二、去除无用导联

记录得到的原始脑电数据中往往有些导联是没用的或者是不感兴趣的,比如说贴在眼睛周围的记录垂直眼电和水平眼电的导联,由于后续去除伪迹成分常采用独立成分分析(independent component analysis,ICA)的方法,这些导联一般不用,可以在这里就把这些导联去除掉。

三、导联定位

导联定位的目的是给每个导联或者电极赋予一个三维坐标,这对于后续的预处理(如 ICA)或分析(如绘制地形图)至关重要。导联定位一般通过工具包自动完成,对于特殊的情况,可以自行制作导联定位文件或由脑电设备生产厂家提供现成的导联定位文件。

四、重参考

在进行 EEG 信号采集时,参考电极一般放置在 Cz 电极附近(如 Cz-Cpz 电极中间)、某一侧乳突/耳垂等。但是在进行 EEG 信号分析时,依据数据分析的目的,往往需要对 EEG 信号进行重参考或者说是参考电极的转换。目前,在数据分析中采用比较多的参考电极方案是双侧乳突/耳垂平均参考、全局平均参考(common average reference,CAR)等。接下来,我们详细介绍如何对不同的 EEG 参考电极方案进行相互转换。

(一)单侧乳突/耳垂参考转换成双侧乳突/耳垂平均参考

EEG 记录时以一侧乳突/耳垂作为参考电极,而在 EEG 分析时需要转换成双侧乳突/耳垂平均参考,此时需要在记录 EEG 的同时记录另一侧乳突/耳垂的 EEG 信号。

假设以左侧乳突作为参考进行记录,左侧乳突的真实电信号为 ML,右侧乳突记录到的信号(以左侧乳突为参考)为 M2,真实电信号为 MR,某活动电极 E 记录到的信号(以左侧乳突为参考)为 A,真实电信号为 L,即有以下公式:

$$M2 = MR - ML$$

$$A = L - ML$$

如果活动电极 E 转换成双侧乳突平均参考,其转换后的电信号为 W,即 $W = L - (ML + MR)/2$,而 $L = A + ML$,代入得到:

$$W = A + ML - (ML + MR)/2 = A + ML/2 - MR/2 = A - (MR - ML)/2 = A - M2/2$$

(二)单侧乳突/耳垂参考参考转换成全局平均参考 CAR

假设 N 个活动电极记录到的电位为 $N_1, N_2, \cdots, N_n$(以单侧乳突作参考),真实电位为 $E_1, E_2, \cdots, E_n$。参考电极的真实电位为 R,即有:

$$N_1 = E_1 - R$$

$$N_2 = E_2 - R$$

$$\cdots$$

$$N_n = E_n - R$$

既然是要转换成 CAR 作参考,那么实际就是用以下真实电位作为参考:$CAR = (E_1 +$

$E_2+\cdots+En)/N=(N_1+N_2+\cdots+N_n)/N+R$

对于某个活动电极 m 来说,转换成 CAR 作为参考,转换后的信号为 W,则有:

$W=E_m-CAR=E_m-(E_1+E_2+\cdots+E_n)/N=(E_m-R)-(N_1+N_2+\cdots+Nn)/N=N_m-(N_1+N_2+\cdots+N_n)/N$

(三)任意点参考电极转换成双侧乳突平均参考

例如,记录 EEG 时参考电极在 Cz 附近,此时,需要同时把双侧乳突作为活动电极记录它们的 EEG 信号。

假设参考电极的真实信号为 R,左侧乳突记录到的信号为 M1,真实信号为 ML,右侧乳突记录到的信号为 M2,真实信号为 MR,某活动电极 m 记录到的信号为 N,真实信号为 M,则:

$M1=ML-R$

$M2=MR-R$

$N=M-R$

那么把活动电极 m 转换成双侧乳突平均参考,转换后的信号为 W,则:

$W=M-(ML+MR)/2=(N+R)-(M1+R+M2+R)/2=N-(M1+M2)/2$

此外,电子科技大学尧德中老师提出的零参考技术(reference electrode standardization technique,REST)也越来越受关注,关于如何把记录到的 EEG 信号用 REST 参考技术进行重参考,感兴趣的朋友可以查看参考文献[1]。

五、滤波

在脑电信号预处理的过程中,一般需要施加一个带通滤波器,离线分析所用的带通滤波器一般为零相移的有限长单位冲激响应(finite impulse response,FIR)滤波器。带通滤波器的下限和上限截止频率的设置要根据具体的研究问题而定,常用的如 0.1/0.5/1 Hz 到 30/35/40 Hz。由于有用的脑电成分一般在 30 Hz 以下,而肌电伪迹一般在 25 Hz 以上,工频干扰的频率在 50 Hz,因此通过对脑电信号施加一个带通滤波可以很大程度上去除工频干扰、部分肌电伪迹等。

六、插值坏导

所谓坏导指的是数据质量非常差或者完全没有记录到脑电信号的通道。比如,设备的某一通道本来就是损坏不能用的,或者某一通道没有打好导电膏或者电极记录过程中松动导致阻抗非常大等都属于坏导。对于坏导,一般采用插值的方法替换掉坏导数据。目前常用的插值算法是球形插值,其类似于把其他导联数据乘以一定权重然后叠加平均后替代坏导数据,对具体算法感兴趣的读者可以查询相关文献。

七、提取片段和基线校正

对于任务态数据来说,提取片段就是以感兴趣的刺激标记(marker)作为 0 时刻,提取其前后一定时间的数据片段,把本来连续的数据分割成一个个的片段。提取完数据段之后,一般要做一个基线校正。这里所谓的基线一般指的是刺激前 0.2 s 到刺激时刻(即 0 时刻)之间的数据片段,当然基线也可能是刺激前 0.1 s 到 0 时刻,具体需要根据自己的实验设计和前人研究进行合理设定。所谓基线校正,一般是通过计算基线数据片段的均值,而提取的数据片段减去这个基线均值。

对于静息态 EEG 数据来说,可以人为在数据中插入标记(可以参考资料①②),同样可以把数据分成一个一个的片段,但是不需要进行基线校正。

八、ICA 与去除伪迹成分

独立成分分析(independent component analysis,ICA)是一种非常流行的盲源分解算法,可以从脑电信号中分解出相互独立的信号源。由于混杂在脑电中的常见伪迹和干扰(如眼电、肌电、心电等)具有不同的空间来源和分布,因此 ICA 成为目前脑电预处理中最常用的去除伪迹和干扰的方法之一。ICA 的算法也有很多,如 fastICA③ 以及 EEGLAB 工具包中自带的 runica/binica/jader 等算法,即使是同一数据,不同 ICA 算法运行出来的结果也会存在稍许差异。

对脑电信号进行 ICA 分解之后,最重要的一步是把伪迹 ICA 成分鉴别出来。鉴别伪迹成分有两种方法:一种是自动鉴别,一种是人工鉴别。在 EEGLAB 中,有很多可以自动鉴别伪迹成分的插件,如 ADJUST[2]、FASTER[3]、SASICA[4]、ICLabel④、MARA[5]、CORRMAP[6] 等。

对于人工鉴别伪迹成分,需要研究者较长时间数据处理经验的积累。接下来,笔者详细阐述常见伪迹成分的特点,以帮助研究者特别是初学者更好地快速准确识别伪迹成分。

(一)垂直眼电

对于垂直眼电来说,其 ICA 成分地形图的能量主要集中在地形图的最前部;功率谱密度曲线呈现出相对平滑且逐渐下降的特点;成分的时域信号中会有明显的类似于"小山包"的凸起或者凹陷,如图 2-7 所示。

---

① https://mp. weixin. qq. com/s/BBkUx6h9cmdnYhbKpiZcMA.

② https://www. bilibili. com/video/BV1ES4y1B7Kc/.

③ https://research. ics. aalto. fi/ica/newindex. shtml.

④ https://github. com/sccn/IClabel .

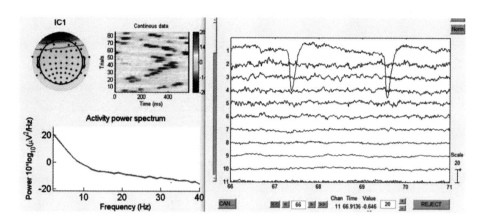

图2-7　垂直眼电ICA成分地形图、功率谱密度曲线和时域信号特征

（二）水平眼电

对于水平眼电来说，其ICA成分地形图的能量主要集中在地形图的最前部两侧，类似于"八字形"；功率谱密度曲线呈现出相对平滑且逐渐下降的特点；成分的时域信号中会有明显的类似于"矩形窗"的形状（但有时并不是标准的"矩形窗"，如图2-8所示）。

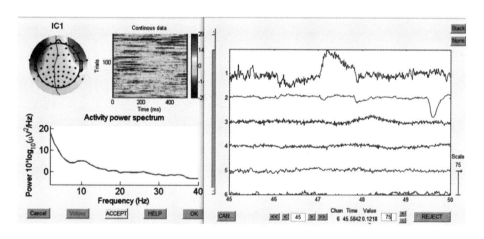

图2-8　水平眼电ICA成分地形图、功率谱密度曲线和时域信号特征

（三）肌电

对于肌电来说，其ICA成分地形图的能量主要集中在地形图的两侧耳朵部位；功率谱密度曲线显示成分的能量主要集中在高频（25 Hz以上）；成分的时域信号中会有明显高频电信号，如图2-9所示。

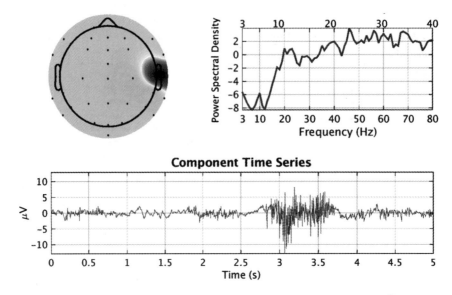

图2-9　肌电 ICA 成分地形图、功率谱密度曲线和时域信号特征①

(四)心电

对于心电来说,其 ICA 成分地形图的能量呈现出从一侧到另外一侧逐渐递减的分布;功率谱密度曲线显示成分的能量主要集中在低频(1 Hz 左右);成分的时域信号中会有明显的心电 QRS 波,如图 2-10 所示。

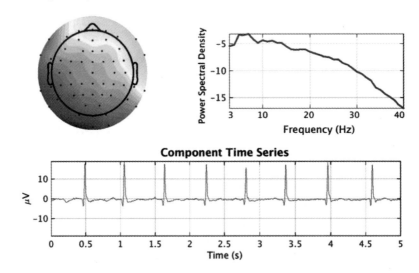

图2-10　心电 ICA 成分地形图、功率谱密度曲线和时域信号特征②

---

① https://labeling. ucsd. edu/tutorial/labels.

② https://labeling. ucsd. edu/tutorial/labels.

（五）坏导

对于坏导来说，其 ICA 成分地形图的能量集中在坏导这个电极上；功率谱密度曲线呈现出相对平滑且逐渐下降的特点；成分的时域信号幅度非常小或者是幅度很大的异常波动，如图 2-11 所示。

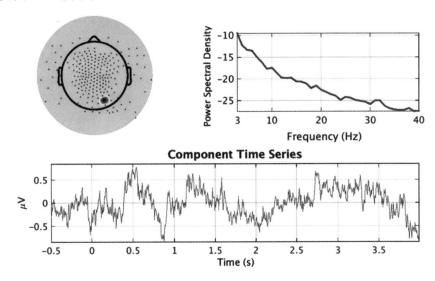

图 2-11　坏导 ICA 成分地形图、功率谱密度曲线和时域信号特征①

此外，需要说明的是，同一个被试的数据中并不是上述所有伪迹成分都会出现；在鉴别伪迹成分时，建议结合一些自动化的软件以及自己的经验进行综合判别。

九、去除坏段

经过上述预处理步骤，虽然绝大部分的伪迹被去除掉，但是仍有可能会有少数数据片段中存在一些上述步骤去除不掉的伪迹（即所谓的坏段），针对这些数据片段，一般直接删除掉。删除坏段可以通过设置极值或者依据数据的概率分布等方法实现，当然也可以通过研究者视觉浏览数据，凭借经验进行删除。

十、预处理中需要注意的事项

第一，上述预处理流程不是"金标准"，每个实验室的数据处理流程都或多或少会有些差异，读者可以参考本书提供的预处理流程，也可以参考权威论文或其他实验室的预处理流程。

第二，上述预处理流程中每一步的顺序不是固定不变的，有些步骤的先后顺序可以

---

① 　https://labeling.ucsd.edu/tutorial/labels.

调整,例如"ICA 与去除伪迹成分"可以放在"提取片段和基线校正"前面。最重要的是读者一定要理解每一步预处理操作的含义以及对数据会产生什么影响,才能做到"以不变应万变"。

第三,上述预处理流程中并不是每一步都要执行,具体需要执行哪些步骤需要依据自己的数据而定。如果数据中所有导联都可用,则无需"去除无用导联"这一步;如果所有通道数据质量都很好,则不用"插值坏导"这一步;对于静息态脑电数据,也可以不用对数据进行分段,因此不需要"提取片段和基线校正"这一步。

第四,在整个预处理流程中,最难的一步是"ICA 与去除伪迹成分",因为这里需要研究者去鉴别出伪迹 ICA 成分,能准确区别出伪迹成分和大脑活动成分需要一定的数据处理经验积累。尽管目前有一些自动鉴别伪迹 ICA 成分的算法可以帮助研究者特别是初学者更快地找出伪迹成分,但是建议读者还是要凭自己的经验去查看下这些自动算法鉴别出来的伪迹成分是否正确,正所谓"尽信书,则不如无书",对这些自动化的算法还是要保持一定的"怀疑"态度。

第五,除了上述预处理步骤,有些脑电数据处理中还会加入降采样这一步。所谓降采样是把数据的采样率从高降到低,比如从 1024 Hz 降低到 256 Hz,目的是降低数据量。但是在降采样时需要注意两个事项:①降采样一般是按照 2 的整数次方降采样,例如,1024 Hz 降低到 512 Hz(原采样率除以 2)或 256 Hz(原采样率除以 4);②降采样后的采样率一般要比要分析的频率范围的最高频率高 5 倍以上,比如说研究者要分析的频率范围是 1~30 Hz,那么降采样后的采样率要大于 30×5 = 150 Hz。

第三节　基于 EEGLAB 工具包的脑电预处理实例

接下来,结合实例数据讲解如何运用 EEGLAB 对脑电数据进行预处理。

一、脑电数据简介

采样率:2000 Hz

通道数:64

采集时滤波器设置:0.1~40 Hz,开启设备的 50 Hz 陷波器,这样得到的原始数据比较干净

数据原始格式:EDF

实验范式:视觉 Oddball

软件版本:Matlab 2013b+EEGLAB v14.0.0

二、EEGLAB 工具包操作流程

（一）原始数据导入 EEGLAB

原始数据格式为 EDF，因此我们需要调用 EEGLAB 中的 EDF 插件导入数据。具体可以通过 EEGLAB 界面的 File—Import data—Using EEGLAB functions and plugins—From EDF/EDF+/GDF files（BIOSIG toolbox），如图 2-12 所示。

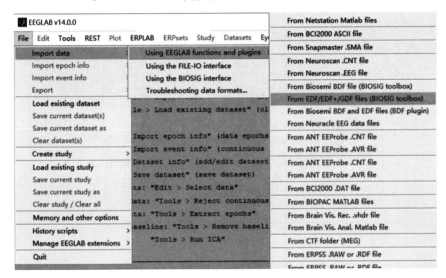

图 2-12 调用 EEGLAB 中的 EDF 插件

在跳出的如图 2-13 所示的界面中选择原始 EDF 数据，并点击打开。

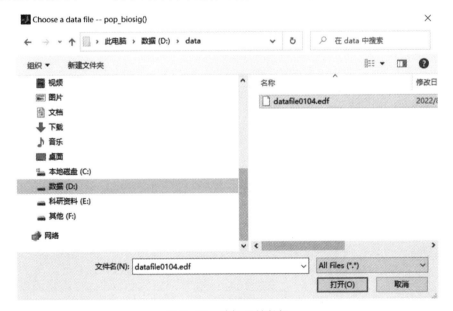

图 2-13 选择原始数据

在如图 2-14(上)所示的界面中点击 Ok 即可,然后会跳出对数据命名的界面如图 2-14(下),这里采用默认名字,同样点击 Ok。

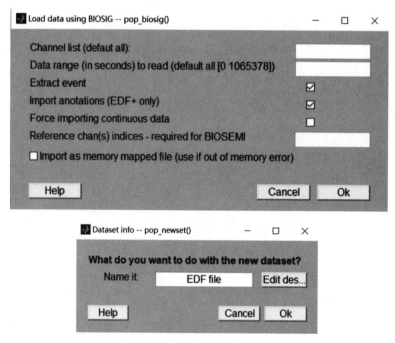

图 2-14　数据导入和命名

至此,数据已经导入到 EEGLAB 中,我们可以从 EEGLAB 的界面中看到数据的基本信息(如图 2-15),如通道数 65(有些通道无用,将在下一步中去掉)、采样率 2000 Hz、数据长度 532.688 s 等。

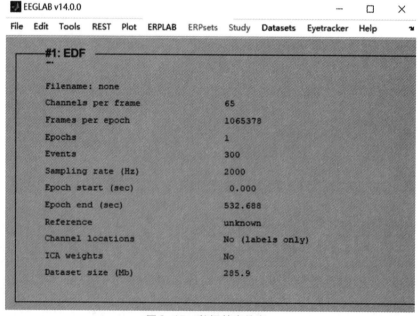

图 2-15　数据基本信息

（二）去除无用导联

在上述 65 导联数据中,其中第 32 和 65 导联是无用的,需要去除。通过 EEGLAB 的 Edit—Select data,在出现的界面的 Channel range 中填入 32 和 65,并选中 on－>remove these,最后点击 Ok(如图 2-16)。紧接着会跳出一个保存数据的界面,直接点击 Ok 即可 (如图 2-17 所示)。

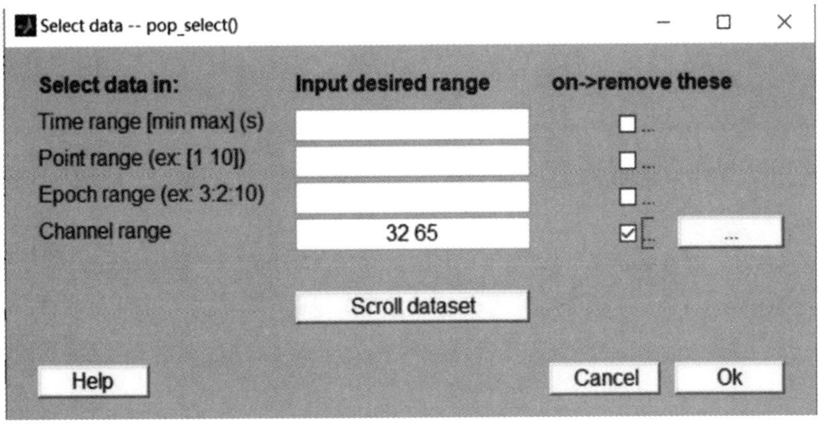

图 2-16　去除无用导联

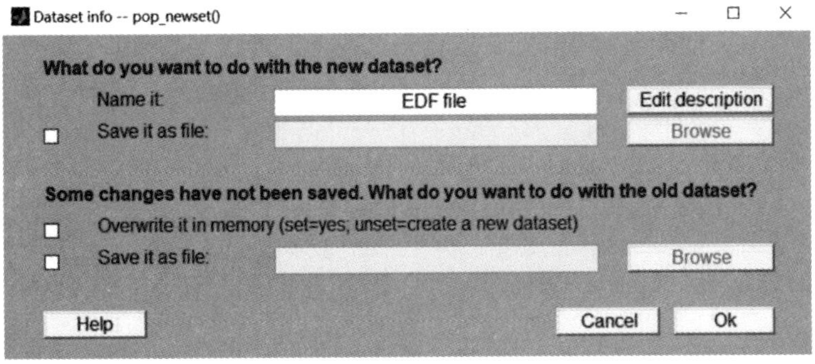

图 2-17　保存数据

(三)导联定位

通过 EEGLAB 的 Edit—Channel locations,在出现的界面(见图 2-18)中直接点击 Ok。

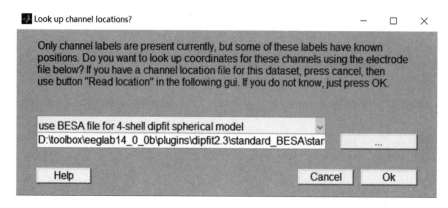

图2-18 导联定位

在跳出的如图2-19所示的界面中会显示定位的情况。有些脑电数据,通过上一步会自动对导联进行定位,在图2-19的界面中会看到标准导联名字以及坐标信息;但是有些脑电数据则不能自动定位(如本例数据),此时需要导入提前制作好的导联定位文件。

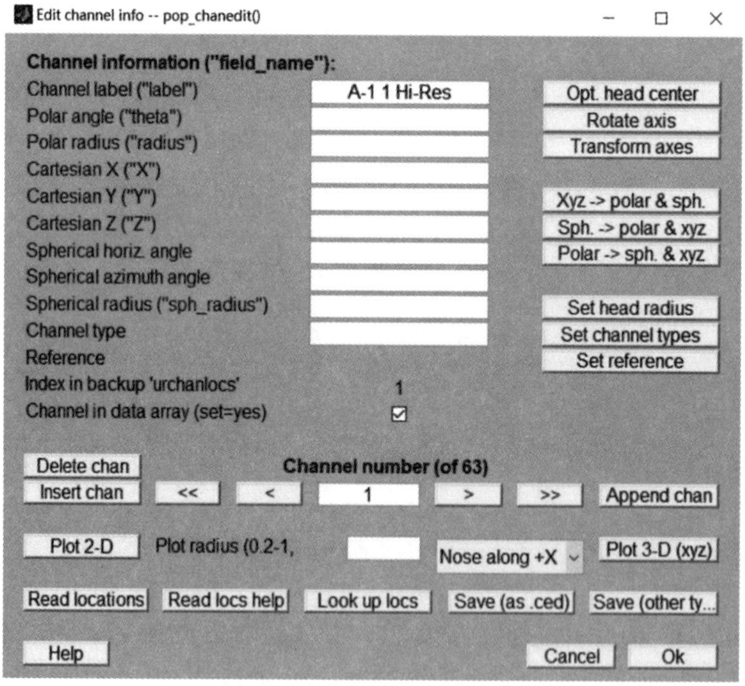

图2-19 导联定位情况

通过图2-19左下角的 Read locations 选择导联定位文件(图2-20),随后在图2-21的界面中会显示标准导联的名字以及坐标信息,说明导联定位成功,最后点击图2-21中的 Ok 即可。

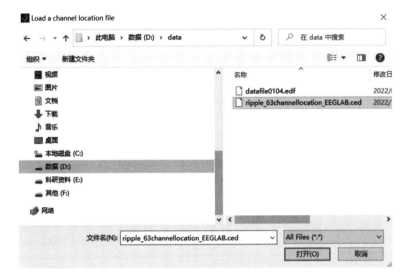

图 2-20　选择导联定位文件

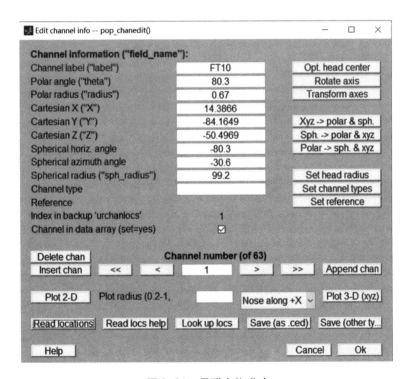

图 2-21　导联定位成功

（四）滤波

在采集脑电信号时,已经设置了滤波范围0.1~40 Hz,得到的信号质量已经非常好了。方便示例,这里对信号进行 0.5~30 Hz 的滤波。通过 EEGLAB 界面的 Tools—Filter the data—Basic FIR filter(new,default)设置滤波的上下截止频率,见图 2-22 所示,点击 Ok 后紧接着会跳出一个保存数据的界面,直接点击 Ok 保存数据。

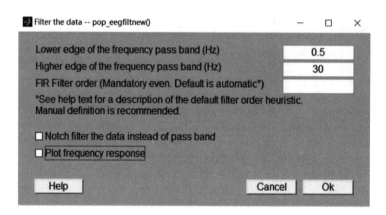

图 2-22　设置滤波参数

此时,我们可以通过 EEGLAB 界面的 Plot—Channel data(scroll)浏览数据(图 2-23)。为了更清楚地观察到数据细节,通过图 2-23 界面中的 Settings—Number of channels to display 设置一个界面中显示的通道数目为 20。从图 2-23 可以看出,数据整体质量非常好,除了存在眨眼伪迹(如图中将近 124 s 处 FPz 通道的突起)。

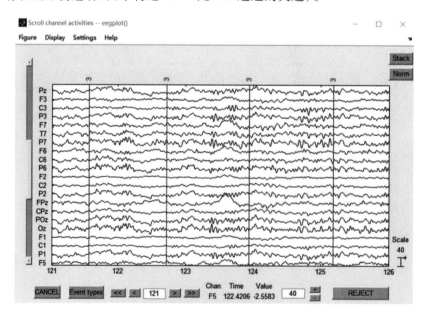

图 2-23　数据预览

（五）提取片段和基线校正

这里以数据中的3和8两个标记作为0时刻,提取其前后各1.5 s的数据片段。通过 EEGLAB 界面选择 Tools—Extract epochs 会跳出如图 2-24 所示界面,在 Time-locking event type(s)中选择3和8两个标记,在 Epoch limits 中修改数据片段的时间范围为-1.5 和1.5,最后点击 Ok。

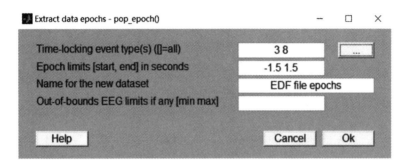

图 2-24　提取片段

上图点击 Ok 之后会跳出保存数据的界面,直接点击 Ok 即可。接着会跳出做基线校正的界面,界面中填入的默认基线范围是"-1500 0",但是需要进行修改,修改成"-200 0",最后点击 Ok(如图 2-25)。点击 Ok 之后会跳出保存数据的界面,直接再点击 Ok 即可。

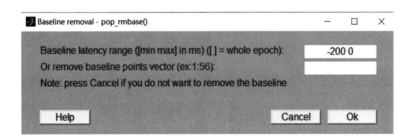

图 2-25　基线校正

至此,我们已经把连续的数据分割成了一个一个的数据段。

（六）ICA

接下来进行 ICA,通过 Tools—Run ICA 选项,在跳出的界面中可以选择具体的 ICA 算法以及限定运行出来的 ICA 成分数量。如图 2-26 所示,直接点击 Ok,则运行 ICA 后的成分数与导联数目相同。如果要限定运行 ICA 后的成分数,则可以按照图 2-27 进行设置,这里设置的 ICA 成分数是 50 个,本例按照这种方式运行 ICA。

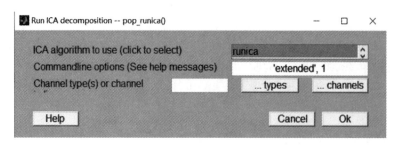

图 2-26　运行 ICA

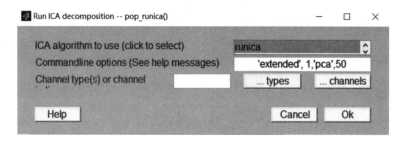

图 2-27　运行 ICA 并设定成分数

在 ICA 运行过程中会出现如图 2-28 的界面,研究者也可以通过点击 Interupt 随时中断 ICA。ICA 比较耗时,依据脑电数据的长度、导联数、电脑性能等情况,一个数据的 ICA 时间可能需要几分钟到几十分钟。

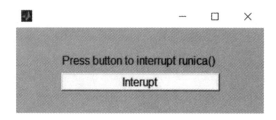

图 2-28　ICA 运行中

（七）去除伪迹成分

运行完 ICA 之后,就可以进行伪迹成分的鉴别。正如前面所述,这一步可以借助一些自动化的插件,也可以根据经验视觉鉴别,当然两种方法可以结合起来使用。这里,笔者主要依据视觉观察来鉴别。

通过 EEGLAB 界面的 Plot—Component maps—In 2D 绘制出所有 ICA 成分的地形图,如图 2-29。经过视觉鉴别,发现成分 4 很可能属于眨眼伪迹,成分 35 很可能属于肌电伪迹。

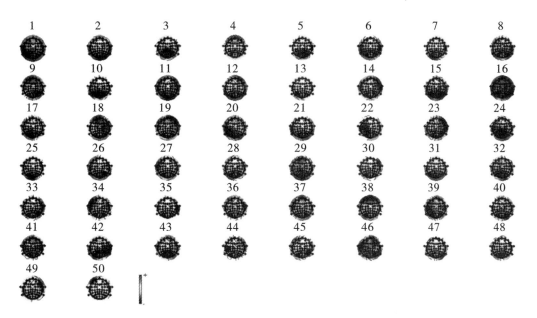

图 2-29　50 个 ICA 成分的地形图

为进一步确认这两个成分,通过 EEGLAB 界面选择 Plot—Component properties 单独画出成分 4 和 35 的地形和功率谱密度曲线,如图 2-30 所示。此外通过 Plot—Component activations(scroll)可以单独查看这两个成分的时域信号。这两个成分的单独地形图、功率谱密度曲线和时域信号分别如图 2-31、2-32 所示。

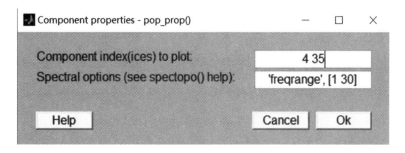

图 2-30　选择 4 和 35 成分显示

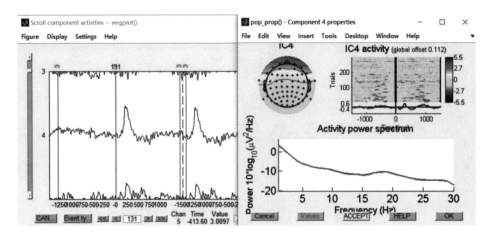

图 2-31 成分 4 的地形图、功率谱密度和时域信号

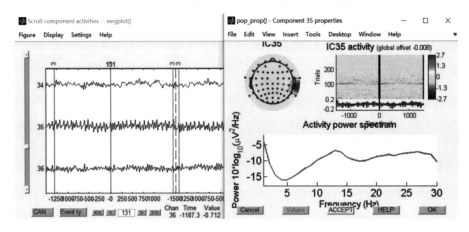

图 2-32 成分 35 的地形图、功率谱密度和时域信号

从地形图、功率谱密度和时域信号三个方面来看,成分 4 符合典型的眨眼伪迹,成分 35 符合典型的肌电伪迹。接下来,通过 EEGLAB 界面 Tools—Remove components 选项去除这两个成分,如图 2-33 所示,点击 Ok。

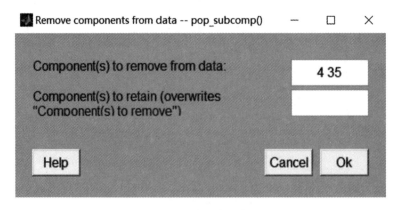

图 2-33 去除伪迹成分

在新跳出来的界面中点击 Accept 接受成分的去除,如图 2-34。接着还会跳出来保存数据的界面,点击 Ok 即可。

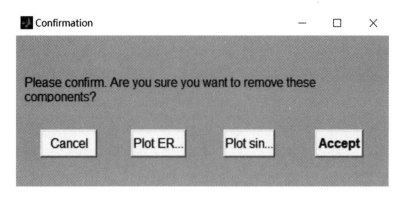

图 2-34　接受成分去除

(八)重参考

这里以全局平均参考作为重参考的方式,在 EEGLAB 界面中选择 Tools—Re-reference,在跳出的界面中默认就是全局平均参考(见图 2-35),直接点击 Ok,接着会跳出保存数据的界面,同样点击 Ok。

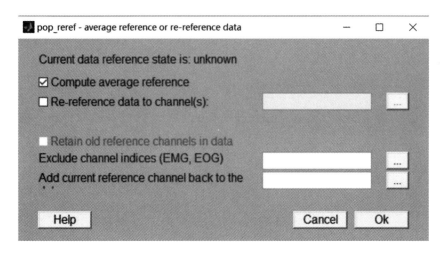

图 2-35　重参考

(九)去除坏段

这里我们采用极值法辅助去除坏段,通过 Tools—Reject data epochs—Reject extreme values 选项,在跳出的界面中设置极值为±100 μV,点击 Ok 即可,如图 2-36 所示。

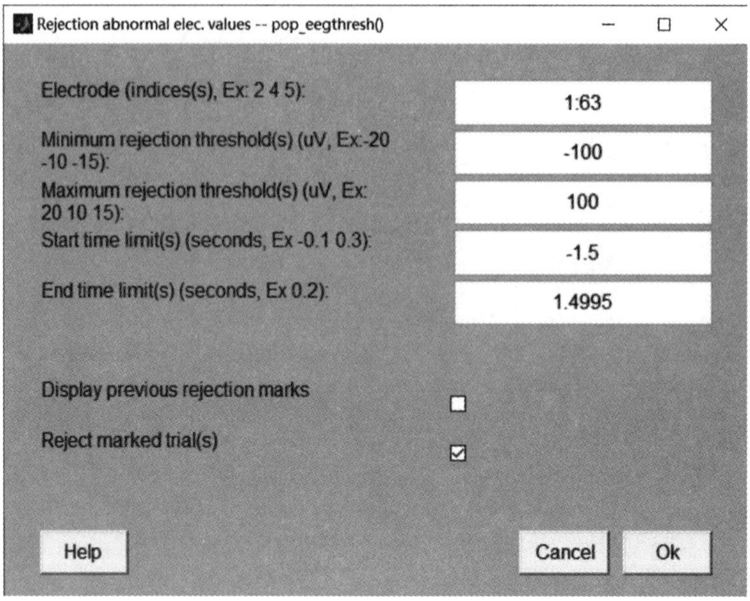

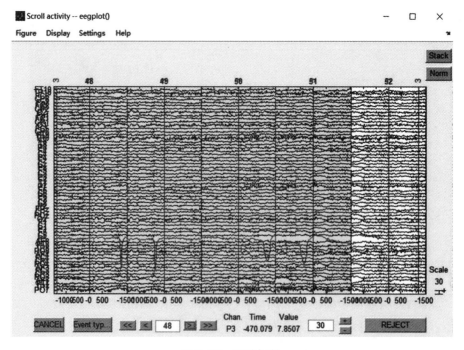

图 2-36　极值法去除坏段

接着会跳出如下界面(见图2-37),所有符合上述标准的坏段都会被标记出来,点击右下角的 REJECT,就会自动删除所有坏段,接着在跳出的确认窗口中点击 Yes,然后保存数据即可。当然,数据最后需要快速浏览一遍,视觉查看是否有未去除干净的片段。

图 2-37　删除坏段

（十）小结

这里的预处理步骤和前面的稍微有些区别，比如说没有插值坏道，这是因为所有通道的数据质量都很好；重参考这一步是放到了 ICA 之后。此外，同一个数据中并不是所有伪迹成分都会出现，本例数据中主要是眨眼伪迹（垂直眼电）和肌电。

参考文献

[1] LI D, FALI L, QIANG L, et al. MATLAB Toolboxes for Reference Electrode Standardization Technique (REST) of Scalp EEG[J]. Frontiers in Neuroscience, 2017, 11:601. DOI:10.3389/fnins.2017.00601.

[2] MOGNON A, JOVICICH J, BRUZZONE L, et al. ADJUST: an automatic EEG artifact detector based on the joint use of spatial and temporal features[J]. Psychophysiology, 2011, 48(2):229-40, DOI:10.1111/j.1469-8986.2010.01061.x.

[3] NOLAN H, WHELAN R, REILLY RB. FASTER: fully automated statistical thresholding for EEG artifact rejection[J]. Journal of Neuroscience Methods, 2010, 192(1):152 – 62. DOI: 16/j.jneumeth.2010.07.015.

[4] CHAUMON M, BISHOP D V M, BUSCH N A. A practical guide to the selection of independent components of the electroencephalogram for artifact correction[J]. Journal of Neuroscience Methods, 2015, 250:47-63. DOI: 10.1016/j.jneumeth.2015.02.025.

[5] WINKLER I, HAUFE S, TANGERMANN M. Automatic classification of artifactual ICA components for artifact removal in EEG signals[J]. Behavior Brain Function, 2011, 7(1):30. DOI: 10.1186/1744-9081-7-30.

[6] CAMPOS VIOLA F, THORNE J, EDMONDS B, et al. Semi-automatic identification of independent components representing EEG artifact[J]. Clin Neurophysiology, 2009, 120(5):868 – 77. DOI: 10.1016/j.clinph.2009.01.015.

第三章

相关与互相关

本章介绍最简单的功能连接指标，即相关和互相关。相关是一个相对广泛的概念，其包含的指标很多，这里介绍在功能连接研究中使用最为频繁的皮尔逊相关系数（pearson correlation coefficient，PCC）、斯皮尔曼相关系数（spearman correlation coefficient，SCC）和偏相关（partial correlation coefficient，PaCC）。我们首先介绍相关和互相关的基本概念、表达公式和基于 Matlab 的计算方法，在此基础上以实际例子来介绍其在脑电研究中的应用。

第一节　皮尔逊相关系数

一、基本概念

皮尔逊相关系数（pearson correlation coefficient，PCC）是一种广泛应用的度量两个变量 X 和 Y 之间线性相关性的统计学指标，其数学表达式如公式 3-1 所示：

$$PCC_{X,Y} = \frac{\mathrm{Cov}(X,Y)}{\mathrm{Std}(X) \times \mathrm{Std}(Y)} = \frac{\mathrm{E}[(X-\mu_X) \times (Y-\mu_Y)]}{\mathrm{Std}(X) \times \mathrm{Std}(Y)} \tag{3-1}$$

其中 $\mathrm{Cov}(X,Y)$ 表示变量 X 和 Y 的协方差，$\mathrm{Std}(X)$、$\mathrm{Std}(Y)$ 分别表示变量 X 和 Y 的标准差，μ_X、μ_Y 分别表示 X 和 Y 的均值，E 表示期望。

PCC 的范围是从 -1 到 1 之间，如果 PCC $=-1$，说明 X 和 Y 两个变量是一种完全相反（负性）的线性关系，意味着 X 和 Y 的关系可以用一条直线来表示，并且这条直线的斜率是一个负值。例如，$X = [5\ 4\ 3\ 2\ 1]$，$Y = [6\ 7\ 8\ 9\ 10]$，X 和 Y 是完全相反的线性关系，其 PCC $=-1$。

相反，如果 PCC $=1$，说明 X 和 Y 两个变量是一种完全相同（正性）的线性关系，意味着 X 和 Y 的关系可以用一条直线来表示，但是这条直线的斜率是一个正值。例如，$X = [1$

2 3 4 5],Y=[6 7 8 9 10],X 和 Y 是完全相同的线性关系,其 PCC=1。

如果 PCC=0,说明 X 和 Y 两个变量之间完全没有线性关系,例如,X=[1 2 3 4 5],Y=[2 1 3 1 2],X 和 Y 是完全不存在线性关系,其 PCC=0。

除了上述这三种极端情况,如果 PCC>0,意味着 X 和 Y 有正相关关系,换句话说当 X 增大时 Y 也会在一定程度上增大。如果 PCC<0,意味着 X 和 Y 有负相关关系,换句话说当 X 增大时 Y 会在一定程度上减小。

二、基于 Matlab 软件计算 PCC

PCC 的计算既可以依据公式 3-1 的定义自行编程实现,也可以直接调用 Matlab 封装好的现成函数,我们先看第一种方法,接着讲解 Matlab 中现成的 PCC 计算函数的用法。

(一)依据公式计算 PCC

在上述公式 3-1 中,只要计算出变量 X 和 Y 的协方差 $\mathrm{Cov}(X,Y)$ 以及标准差 $\mathrm{Std}(X)$、$\mathrm{Std}(Y)$ 即可求得 PCC。

协方差 $\mathrm{Cov}(X,Y)$ 的定义如公式 3-2 所示:

$$\mathrm{Cov}(X,Y) = E\left[(X-\mu_X) \times (Y-\mu_Y)\right] \tag{3-2}$$

其中 μ_X、μ_Y 分别表示 X 和 Y 的均值,E 表示期望。

标准差 $\mathrm{Std}(X)$ 的定义如公式 3-3 所示:

$$\mathrm{Std}(X) = \sqrt{\dfrac{\displaystyle\sum_{k=1}^{N}(X_k-\mu_X)^2}{N}} \tag{3-3}$$

其中 X_k 表示变量 X 的元素,μ_X 分别表示 X 的均值,N 表示 X 的元素个数。而 $\mathrm{Std}(Y)$ 的定义也是一样的。

假设:X=[1 1.5 2 3 3.5 4 4.5]
　　　Y=[1.5 3 1.5 2 4 3.5 5]

依据上述定义来计算 X 和 Y 的 PCC,Matlab 代码如下(相应的代码存于本书附带资料:Code3_1.m),结果如图 3-1 所示:

```
clear;
clc;
X=[1 1.5 2 3 3.5 4 4.5];
Y=[1.5 3 1.5 2 4 3.5 5];
%计算协方差 Cov(X,Y)
CovXY=mean((X-mean(X)).*(Y-mean(Y)));
%计算 X 和 Y 的标准差 Std(X)、Std(Y)
StdX=(sum((X-mean(X)).^2)/(length(X))).^(0.5);
StdY=(sum((Y-mean(Y)).^2)/(length(Y))).^(0.5);
%计算 PCC
PCC=CovXY/(StdX*StdY)
```

```
% 用 Matlab 自带的函数 corr 计算 PCC 验证
PCC1 = corr( X′, Y′)
% 画出散点图
figure(5)
plot( X, Y, ′o′)
text(1, 5, [′PCC = ′, num2str( PCC)])
text(1, 4.5, [′PCC1 = ′, num2str( PCC1)])
xlabel( ′X′)
ylabel( ′Y′)
axis([0 6 0 6])
```

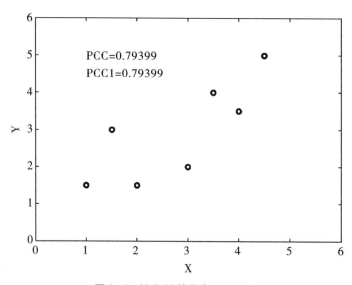

图 3-1　X 和 Y 的散点图和 PCC

(二)利用 corr 函数计算 PCC

上述 PCC 的计算完全按照公式一步一步执行,其实 Matlab 中自带了计算 PCC 的函数,如 corr 和 corrcoef 两个函数,接下来重点介绍这两个函数的具体用法。

假设有 X 和 Y 两个变量,可以直接调用 corr 函数计算 PCC:

$$PCC = corr(X, Y)$$

需要注意的是 X 和 Y 必须是列向量,如果是行向量需要做一个转置操作再输入 corr 函数。

此外, corr 函数可以输出 P 值,如果 P 值小于 0.05 表明计算出来的 PCC 值与 0 显著不同:

$$[PCC, Pvalue] = corr(X, Y)$$

如果同时不止有两个变量而是有多个变量,想要计算两两变量之间的 PCC,为实现这个目的有两种方法可以采用：一种方法是循环执行上述 corr(X,Y)，每次循环让 X,Y 取不同的变量对；另外一种更简洁的方法是把多个变量组成一个二维矩阵 Z,Z 的维度为 n×p，其中 p 表示变量的个数，n 表示每个变量的元素个数，然后把二维矩阵 Z 直接输入 corr 函数，如下所示：

PCCmatrix = corr(Z)

[PCCmatrix,Pvaluematrix] = corr(Z)

其中 PCCmatrix 是一个 p×p 的二维矩阵，每个元素对应于两个变量的 PCC 值；PCCmatrix 主对角线元素值全是 1，表示每个变量与自己的 PCC 值；此外，PCCmatrix 是一个关于主对角线对称的二维矩阵，即上、下三角的元素值一样。Pvaluematrix 的结构与 PCCmatrix 一致，只不过其元素值表示的是 P 值。

（三）利用 corrcoef 函数计算 PCC

函数 corrcoef 的用法与 corr 很类似：

PCC = corrcoef(X,Y)

[PCC,Pvalue] = corrcoef(X,Y)

PCCmatrix = corrcoef(Z)

[PCCmatrix,Pvaluematrix] = corrcoef(Z)

但是与 corr 函数的不同之处在于：corrcoef 不要求输入的两个变量 X 和 Y 是列向量，而 corr 函数有这个要求；对于两个变量 X 和 Y,PCC = corrcoef(X,Y) 得到的 PCC 是一个 2×2 的矩阵，主对角线元素是两个变量和自己的 PCC，而 PCC = corr(X,Y) 得到的仅仅是一个值。

这里我们以实际的脑电数据为例，采用 corr 和 corrcoef 两个函数计算两个通道信号之间的 PCC，以及同时计算多通道信号两两之间的 PCC 矩阵。Matlab 代码（代码和示例数据见本书附带资料：Code3_2.m 和 RestingEEGdemo.mat）如下，图 3-2 所示为通道 1 和通道 19 的散点图和 PCC 值，图 3-3 为 PCC 矩阵热图。

```
clear;
clc;
load RestingEEGdemo.mat;
EEGdata = EEG.data;
% 取通道 1 和通道 19 的数据
chan1 = EEGdata(1,:);
chan19 = EEGdata(19,:);
% 用 Matlab 自带的函数 corr 计算 PCC
PCC = corr(chan1',chan19')
% 用 Matlab 自带的函数 corrcoef 计算 PCC
PCC1 = corrcoef(chan1,chan19)
% 画出散点图
figure(5)
```

plot(chan1 ,chan19 ,′o′)

text(20 ,30 ,[′PCC = ′ ,num2str(PCC)])

xlabel(′chan1′)

ylabel(′chan19′)

axis([−30 40 −30 40])

% 用 Matlab 自带的函数 corr 计算 PCC 矩阵

PCCmatrix = corr(EEGdata′)

% 用 Matlab 自带的函数 corrcoef 计算 PCC 矩阵

PCCmatrix1 = corrcoef(EEGdata′)

% 主对角线元素赋值为 0

PCCmatrix(1 : size(PCCmatrix ,1) +1 : end) = 0 ;

PCCmatrix1(1 : size(PCCmatrix1 ,1) +1 : end) = 0 ;

% 画出 PCC 矩阵

figure(6)

imagesc(PCCmatrix)

xlabel(′Channel′)

ylabel(′Channel′)

colorbar

axis([0. 5 19. 5 0. 5 19. 5])

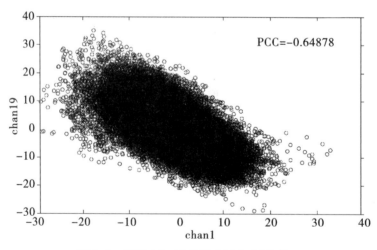

图3-2　通道1和19的散点图和PCC值

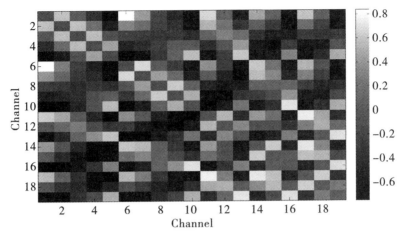

图3-3　任意两个通道之间的 PCC 矩阵图

第二节　斯皮尔曼相关系数

一、基本概念

对于皮尔逊相关系数来说,理论上要求变量符合正态分布,但实际中很多数据并不符合正态分布,而斯皮尔曼相关系数(spearman correlation coefficient,SCC)的计算比较宽松,并不要求变量符合正态分布。斯皮尔曼相关系数的数学表达式如下:

$$SCC = 1 - \frac{6 \sum_{k=1}^{N} (X_k^{rank} - Y_k^{rank})^2}{N(N^2 - 1)} \tag{3-4}$$

其中 N 表示元素个数,X_k^{rank} 表示对 X 中的元素排序后得到的等级(秩次序),同样 Y_k^{rank} 表示对 Y 中的元素排序后得到的等级(秩次序)。因此,斯皮尔曼相关系数又称为秩相关系数。和皮尔逊相关系数一样,斯皮尔曼相关系数的范围也是从−1 到 1。

关于变量的等级或秩次序,以具体的例子来说明。比如 $X = [1.2\ 2.5\ 2.1\ 2.6\ 3]$,则 $X^{rank} = [1\ 3\ 2\ 4\ 5]$。需要注意的是,如果 X 中两个元素的值相同,则取这两个元素等级的平均作为这两个元素的最终等级。比如 $X = [1.2\ 2.5\ 2.1\ 3\ 3]$,则 $X^{rank} = [1\ 3\ 2\ 4.5\ 4.5]$。

二、基于 Matlab 软件计算 SCC

SCC 的计算也有两种方法,一种是依据定义直接进行计算,另外一种是直接调用

Matlab 中的 corr 函数。

(一)依据公式计算 SCC

根据公式 3-4,最重要的是计算得到变量 X 和 Y 的等级 X^{rank} 和 Y^{rank},在 Matlab 中,函数 tiedrank 是专门用来计算变量的等级。

假设:X = [1 1.5 2 3 3.5 4 4.5]

Y = [1.5 3 1.5 2 4 3.5 5]

依据上述定义来计算 X 和 Y 的 SCC,Matlab 代码(见本书附带资料:Code3_3.m)如下,结果如图 3-4 所示。

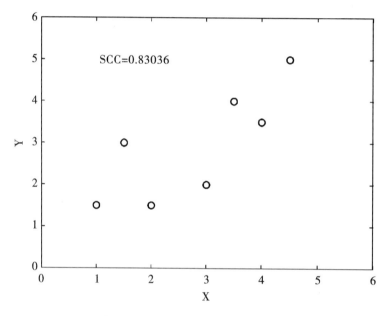

图 3-4   X 和 Y 的斯皮尔曼相关系数

```
clear;
clc;
X = [1 1.5 2 3 3.5 4 4.5];
Y = [1.5 3 1.5 2 4 3.5 5];
% 计算 X 和 Y 的等级
Xrank = tiedrank(X);
Yrank = tiedrank(Y);
% 元素个数
N = length(X);
% 计算 SCC
SCC = 1-6 * sum((Xrank-Yrank).^2)/(N * (N^2-1));
% 画出散点图
```

```
figure(5)
plot(X,Y,'o')
text(1,5,['SCC=',num2str(SCC)])
xlabel('X')
ylabel('Y')
axis([0 6 0 6])
```

(二)利用 corr 函数计算 SCC

关于 corr 函数,在前面计算皮尔逊相关系数中已经介绍过,其实这个函数还可以用于计算斯皮尔曼相关系数。

假设有 X 和 Y 两个变量,可以直接调用 corr 函数计算 SCC:

SCC=corr(X,Y,'type','Spearman')

[SCC,Pvalue]=corr(X,Y,'type','Spearman')

需要注意的是 X 和 Y 必须是列向量,如果是行向量需要做一个转置操作再输入 corr 函数。

如果同时不止有两个变量而是有多个变量,想要计算两两变量之间的 SCC,为实现这个目的有两种方法可以采用:一种方法是循环执行上述 corr(X,Y,'type','Spearman'),每次循环让 X,Y 取不同的变量对;另外一种更简洁的方法是把多个变量组成一个二维矩阵 Z,Z 的维度为 n×p,其中 p 表示变量的个数,n 表示每个变量的元素个数,然后把二维矩阵 Z 直接输入 corr 函数,如下所示:

SCCmatrix=corr(Z,'type','Spearman')

[SCCmatrix,Pvaluematrix]=corr(Z,'type','Spearman')

其中 SCCmatrix 是一个 p×p 的二维矩阵,每个元素对应于两个变量的 SCC 值;SCCmatrix 主对角线元素值全是 1,表示每个变量与自己的 SCC 值;此外,SCCmatrix 是一个关于主对角线对称的二维矩阵,即上、下三角的元素值一样。Pvaluematrix 的结构与SCCmatrix 一致,只不过是其元素值表示的是 P 值。

但是需要注意的是:corr(X,Y,'type','Spearman')计算出来的 SCC 与按照公式3-4计算出来的值稍有区别。

比如说,X=[1 1.5 2 3 3.5 4 4.5],Y=[1.5 3 1.5 2 4 3.5 5],用公式3-4计算出来的 SCC=0.8304(图3-4),而用 corr(X,Y,'type','Spearman')计算出来的 SCC=0.8289。这主要是因为两者的算法稍有不同,corr(X,Y,'type','Spearman')首先得到 X和 Y 的等级,然后按照皮尔逊相关系数的公式计算 SCC。

这里我们以实际的脑电数据为例,采用 corr 函数计算两个通道信号之间的 SCC,以及同时计算多通道信号两两之间的 SCC 矩阵,并与 PCC 作比较。Matlab 代码(代码和示例数据见本书附带资料:Code3_4.m 和 RestingEEGdemo.mat)如下,图3-5 所示为通道1和通道19 的散点图、SCC 和 PCC 值,图3-6 为 SCC 矩阵热图,读者可以对比图3-6 和图3-3 的 PCC 矩阵热图。

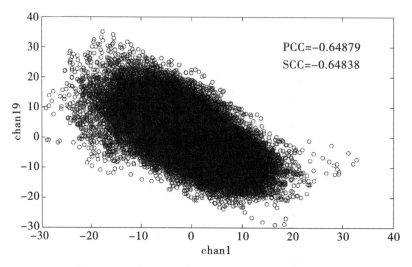

图 3-5　通道 1 和通道 19 的散点图、SCC 和 PCC 值

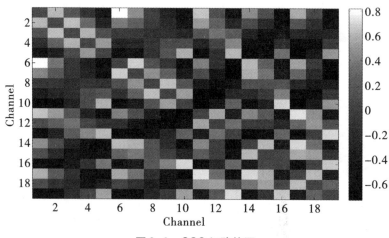

图 3-6　SCC 矩阵热图

```
clear;
clc;
load RestingEEGdemo. mat;
EEGdata = EEG. data;
% 取通道 1 和通道 19 的数据
chan1 = EEGdata(1,:);
chan19 = EEGdata(19,:);
% 用 Matlab 自带的函数 corr 计算 PCC 和 SCC
PCC = corr(chan1',chan19')
SCC = corr(chan1',chan19','type','Spearman')
```

```
%画出散点图
figure(5)
plot(chan1,chan19,'o')
text(20,30,['PCC = ',num2str(PCC)])
text(20,25,['SCC = ',num2str(SCC)])
xlabel('chan1')
ylabel('chan19')
axis([-30 40 -30 40])
%用 Matlab 自带的函数 corr 计算 PCC 和 SCC 矩阵
PCCmatrix = corr(EEGdata')
SCCmatrix = corr(EEGdata','type','Spearman')
%主对角线元素赋值为 0
PCCmatrix(1:size(PCCmatrix,1)+1:end) = 0;
SCCmatrix(1:size(SCCmatrix,1)+1:end) = 0;
%画出 SCC 矩阵
figure(7)
imagesc(SCCmatrix)
xlabel('Channel')
ylabel('Channel')
colorbar
axis([0.5 19.5 0.5 19.5])
```

第三节　偏相关

一、基本概念

偏相关(partial correlation coefficient, PaCC)是在控制其他因素影响的情况下计算两个变量之间的线性相关性。控制其他变量或因素影响的方法主要通过线性回归的方法。

例如 X、Y、Z 三个变量,要在控制变量 Z 的影响下计算变量 X 和 Y 的线性相关系数。首先需要分别用 X 和 Y 对 Z 做线性回归,回归掉 Z 对 X 和 Y 的影响,此时会得到两个残差 e_X 和 e_Y;然后,对两个残差计算线性相关系数,这个相关系数就是在去除变量 Z 的情况下计算得到的 X 和 Y 的相关系数,即偏相关系数 PaCC。由此可以推导出 PaCC 的计算公式:

$$PaCC_{XY.Z} = \frac{R_{XY} - R_{XZ} \times R_{YZ}}{\sqrt{(1 - R_{XZ}^2) \times (1 - R_{YZ}^2)}} \tag{3-5}$$

其中PaCC$_{XY.Z}$表示在控制变量 Z 的情况下计算得到的 X 和 Y 的偏相关系数 PaCC, R_{XY}表示 X 和 Y 的线性相关系数,R_{XZ}表示 X 和 Z 的线性相关系数,R_{YZ}表示 Y 和 Z 的线性相关系数。

PaCC 既可以表示皮尔逊相关系数 PCC,也可以表示斯皮尔曼相关系数 SCC,主要看公式中 R 是哪一种。此外,上述定义是在三个变量的情况下,对于多个变量,也有类似的定义。例如,X、Y、Z、H 四个变量,在控制 Z 和 H 两个变量的情况下计算 X 和 Y 两个变量的线性相关,可以推导出公式为:

$$PaCC_{XY.ZH} = \frac{R_{XY.Z} - R_{XH.Z} \times R_{YH.Z}}{\sqrt{(1 - R_{XH.Z}^2) \times (1 - R_{YH.Z}^2)}} \tag{3-6}$$

其中$R_{XY.Z}$表示在控制变量 Z 的情况下计算得到的 X 和 Y 的 PaCC,$R_{XH.Z}$表示控制变量 Z 的情况下计算得到的 X 和 H 的 PaCC,$R_{YH.Z}$表示控制变量 Z 的情况下计算得到的 Y 和 H 的 PaCC。

二、基于 Matlab 软件计算 PaCC

PaCC 的计算有两种方法,一种是依据定义直接进行计算,另外一种是直接调用 Matlab 中的 partialcorr 函数。

(一)依据定义计算 PaCC

假设:
X = [41,63,83,71,94,62,60,42,55,67]
Y = [10,16,26,29,20,9,8,13,18,14]
Z = [0.81,0.90,0.12,0.91,0.63,0.09,0.27,0.54,0.95,0.96]

依据上述定义来计算在控制变量 Z 的情况下的 X 和 Y 的 PaCC,Matlab 代码(见本书附带资料:Code3_5.m)如下,同时计算 X 和 Y 的 PCC 以作对比,结果如图 3-7 所示。

```
clear;
clc;
X = [41,63,83,71,94,62,60,42,55,67];
Y = [10,16,26,29,20,9,8,13,18,14];
Z = [0.81,0.90,0.12,0.91,0.63,0.09,0.27,0.54,0.95,0.96];
% 依据定义在控制变量 Z 的影响下计算 X 和 Y 的 PaCC
PaCCXYZ = (corr(X',Y') - corr(X',Z') * corr(Y',Z'))/((1 - corr(X',Z')^2) * (1 - corr(Y',Z')^2))^(0.5);
% 直接结算 PCC
PCCXY = corr(X',Y');
% 画出散点图
figure(8)
plot(X,Y,'o')
text(50,25,['PaCCXYZ = ',num2str(PaCCXYZ)])
```

text(50,23,['PCCXY=',num2str(PCCXY)])
xlabel('X')
ylabel('Y')
axis([40 100 5 30])

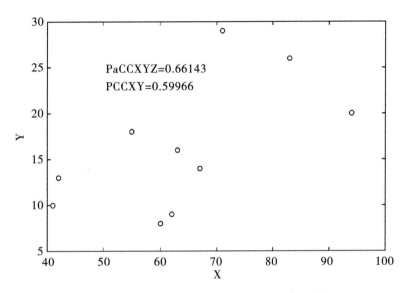

图 3-7　控制变量 Z 的情况下的 X 和 Y 的 PaCC

(二)利用函数 partialcorr 计算 PaCC

函数 partialcorr 的用法如下:

PaCC = partialcorr(X,Y,Z)

X、Y、Z 可以是列向量,也可以是二维矩阵,对于二维矩阵来说每一列表示一个变量;该用法表示在控制 Z 中变量的影响下,计算 X 和 Y 中每一对变量的 PaCC。如果 X 是 n×p 的矩阵,Y 是 n×m 的矩阵,那么 PaCC 是一个 p×m 的矩阵。

PaCC = partialcorr(X,Z)

此时,X 一般是二维矩阵,每一列表示一个变量,而 Z 可以是列向量也可以是二维矩阵;该用法表示在控制 Z 中变量的影响下,计算 X 中每一对变量的 PaCC。如果 X 是 n×p 的矩阵,那么 PaCC 是一个 p×p 的矩阵。

PaCC = partialcorr(X)

此时,X 一般是二维矩阵,每一列表示一个变量,该用法表示计算 X 中每一对变量的 PaCC,同时控制 X 中其余变量的影响。如果 X 是 n×p 的矩阵,那么 PaCC 是一个 p×p 的矩阵。

此外,上述三种用法默认采用皮尔逊相关系数计算 PaCC,我们可以加入关键字选择斯皮尔曼相关系数来计算 PaCC,如下所示:

PaCC = partialcorr(X,Y,Z,'type','Spearman')

PaCC = partialcorr(X,Z,'type','Spearman')

PaCC = partialcorr(X,'type','Spearman')

这里我们以实际的脑电数据为例,采用 partialcorr 函数计算两个通道信号之间的 PaCC(在控制第 3 个通道的影响下)。Matlab 代码(代码和示例数据见本书附带资料: Code3_6. m 和 RestingEEGdemo. mat)如下,图 3-8 所示为在控制通道 17 影响下计算得到的通道 1 和通道 19 的 PaCC 值。

```
clear;
clc;
load RestingEEGdemo. mat;
EEGdata=EEG. data;
%取通道 1、17、19 的数据
chan1=EEGdata(1,:);
chan17=EEGdata(17,:);
chan19=EEGdata(19,:);
%用 Matlab 自带的 partialcorr 计算通道 1 和 19 的 PaCC(控制通道 17 的影响)
PaCC=partialcorr(chan1',chan19',chan17')
%画出散点图
figure(5)
plot(chan1,chan19,'o')
text(20,30,['PaCC=',num2str(PaCC)])
xlabel('chan1')
ylabel('chan19')
axis([-30 40 -30 40])
```

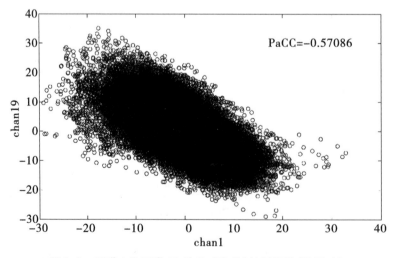

图 3-8　通道 1 和通道 19 的 PaCC 值(控制通道 17 影响)

第四节 互相关

一、基本概念

对于两个实数变量 X 和 Y,互相关(cross-correlation,CC)相当于对其中一个变量做时间上的延迟之后求两个变量相应元素乘积的和,因此 CC 实际上是关于时间延迟的函数,定义如公式 3-7:

$$CC_{XY}(lag) = E[X_{k+lag} \times Y_k] \tag{3-7}$$

其中 lag 是时间延迟,E 表示期望。

当 lag=0 时,CC 表示 X 和 Y 两个向量对应元素相乘后求均值(期望)。

当 lag>0 时,CC 可以用以下公式 3-8 表示:

$$CC_{XY+}(lag) = \sum_{k=0}^{N-lag-1} X_{k+lag} \times Y_k \tag{3-8}$$

其中 N 表示变量的元素个数。

当 lag<0 时,CC 可以用以下公式 3-9 表示:

$$CC_{XY-}(lag) = CC_{YX+}(-lag) \tag{3-9}$$

其中 $CC_{YX+}(-lag)$ 可以根据公式 3-8 计算得到。

需要注意的是,上述计算的 CC 属于原始的 CC,在实际中一般需要对其归一化,使得到的值范围处于-1 和 1 之间。

归一化的 CC 可由以下公式 3-10 给出:

$$CC_{XYNorm}(lag) = \frac{CC_{XY}(lag)}{\sqrt{CC_{XX}(0) \times CC_{YY}(0)}} \tag{3-10}$$

二、基于 Matlab 软件计算 CC

关于互相关 CC 的计算,一方面可以根据上述公式进行编程计算,另一方面可以直接调用 Matlab 中自带的函数 xcorr 进行计算。对于第一种方法,感兴趣的读者可以尝试编程实现,这里主要介绍 xcorr 函数的具体使用。

$$[CC, lag] = xcorr(X, Y)$$

此时,计算 X 和 Y 两个向量的互相关,其中 CC 为互相关值,lag 为对应的延迟,lag 的范围默认是从-(N-1)到(N-1),其中 N 为向量的元素数。

$$[CC, lag] = xcorr(X, Y, maxlag)$$

此时,限定 lag 的范围,为从-maxlag 到 maxlag。

$$[CC, lag] = xcorr(X, Y, 'coeff')$$

$$[CC, lag] = xcorr(X, Y, maxlag, 'coeff')$$

前两种 xcorr 用法计算的是原始 CC,而后两种用法计算的是归一化的 CC。

由于互相关是 lag 的函数,在实际应用中可以把 CC 最大的值作为两个变量最终的互相关系数或功能连接值,接下来以代码演示 xcorr 函数的使用(代码也见本书附带资料: Code3_7. m),结果如图 3-9 所示。

```
clear;
clc;
X = [1 1.5 2 3 3.5 4 4.5];
Y = randn(1,7);
% 计算 X 和 Y 的归一化 CC
[CC, lag] = xcorr(X, Y, 'coeff');
% 计算出来最大的互相关值作为两个信号最终的互相关系数或功能连接值
[CCmax, index1] = max(abs(CC));
CCmaxf = CC(index1);
% 画出 lag 和 CC 关系图
figure(5)
stem(lag, CC)
% text(1,5,['SCC = ', num2str(SCC)])
xlabel('lag')
ylabel('CC')
% axis([0 6 0 6])
```

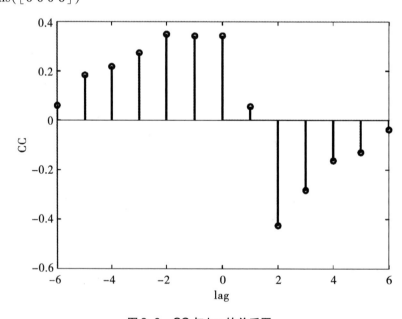

图 3-9 CC 与 lag 的关系图

第五节　相关和互相关应用举例

　　尽管相关和互相关是一类非常简单的功能连接指标,但在脑电研究中有着较为广泛的应用。在上述四种相关指标中,皮尔逊相关系数和互相关应用最为广泛。这里对皮尔逊相关系数和互相关这两个功能连接指标在脑电研究中的应用做一个简单的汇总,并列出一些相关文献,以便读者在进行具体研究时有一个参考。这里不对相关文献做深入解读,主要关注这些功能连接指标的应用场景和领域,起到抛砖引玉的作用,感兴趣的读者可以自行下载相关文献深入阅读。

　　Chu 等研究者利用互相关指标来研究不同状态下 EEG 脑功能网络的时间稳定性[1]。研究者采集健康被试在清醒和睡眠状态下的长时间 EEG 信号,预处理后分割成 1 s 的片段,然后利用互相关计算任意两个通道之间的相关性,得到通道乘以通道的功能连接矩阵。通过叠加平均不同数量的 1 s 时间内的功能连接矩阵来表征不同时间尺度的脑功能网络,并提取网络的拓扑参数,进而评价不同时间尺度上脑功能模式和网络参数的稳定性。结果发现,时间尺度从 100 s 起脑网络就开始表现出很好的稳定性。

　　Cao 等研究者把功能连接和机器学习相结合,计算互相关等多种功能连接作为分类特征,输入到机器学习模型中,对癫痫病人进行辅助诊断和分类[2]。类似的研究如 Ibrahim 等研究者利用互相关等功能连接作为特征,基于机器学习对癫痫和自闭症谱系障碍患者进行辅助诊断[3]。

　　皮尔逊相关系数常常用于 EEG 源空间上功能连接的计算,一般的流程包括:EEG 溯源得到源空间即感兴趣皮层的脑电信号,计算源空间脑电信号的幅度包络信号,然后利用皮尔逊相关系数计算幅度包络信号之间的相关性,或者先对源空间脑电信号做正交化处理,计算信号的能量包络信号,最后利用皮尔逊相关系数计算幅度包络信号之间的相关性[4-7]。此外,还有一些其他的相关和互相关应用的文献[8-12],感兴趣的读者可以自行查看。

参考文献

[1] CHU C J,KRAMER M A,PATHMANATHAN J,et al. Emergence of Stable Functional Networks in Long – Term Human Electroencephalography [J]. The Journal of Neuroscience,2012,32(8):2703–2713. DOI:10. 1523/JNEUROSCI. 5669–11. 2012.

[2] CAO J,GRAJCAR K,SHAN X,et al. Using interictal seizure–free EEG data to recognize patients with epilepsy based on machine learning of brain functional connectivity [J]. Biomedical Signal Processing and Control,2021,67(1):1–9. DOI:10. 1016/j. bspc. 2021. 102554.

[3] IBRAHIM S, DJEMAL R, ALSUWAILEM A . Electroencephalography (EEG) signal processing for epilepsy and autism spectrum disorder diagnosis [J]. Biocybernetics & Biomedical Engineering, 2017: S0208521617301973. DOI: 10. 1016/j. bbe. 2017. 08.006.

[4] SIEMS M, PAPE A A, HIPP J F, et al. Measuring the cortical correlation structure of spontaneous oscillatory activity with EEG and MEG [J]. NeuroImage, 2016, 129 (Suppl 1): 345-355. DOI:10. 1016/j. neuroimage. 2016. 01. 055.

[5] ZHANG Y, WU W, TOLL R T, et al. Identification of psychiatric disorder subtypes from functional connectivity patterns in resting – state electroencephalography [J]. Nature Biomedical Engineering, 2021, 5: 309 – 323. DOI:10. 1038/s41551-020-00614-8.

[6] ROLLE CE, FONZO GA, WU W, et al. Cortical Connectivity Moderators of Antidepressant vs Placebo Treatment Response in Major Depressive Disorder: Secondary Analysis of a Randomized Clinical Trial [J]. JAMA Psychiatry, 2020, 77 (4): 397 – 408. DOI: 10. 1001/jamapsychiatry. 2019. 3867.

[7] STEFAN DUKIC, ROISIN MCMACKIN, EMMET COSTELLO, et al. Resting–state EEG reveals four subphenotypes of amyotrophic lateral sclerosis [J]. Brain, 2022, 145 (2): 621-631. DOI: 10. 1093/brain/awab322.

[8] BIALONSKI S, LEHNERTZ K. Assortative mixing in functional brain networks during epileptic seizures [J]. Chaos, 2013, 23 (3): 033139. DOI:10. 1063/1. 4821915.

[9] NIR Y, MUKAMEL R, DINSTEIN I, et al. Interhemispheric correlations of slow spontaneous neuronal fluctuations revealed in human sensory cortex [J]. Nature Neuroscience, 2008, 11 (9): 1100-1108. DOI:10. 1038/nn. 2177.

[10] YOU–YUN L, SHULAN H, JEAN D . Classifying Different Emotional States by Means of EEG–Based Functional Connectivity Patterns [J]. Plos One, 2014, 9 (4): e95415. DOI: 10. 1371/journal. pone. 0095415.

[11] VAN MIERLO P, PAPADOPOULOU M, CARRETTE E, et al. Functional brain connectivity from EEG in epilepsy: seizure prediction and epileptogenic focus localization [J]. Progress in Neurobiology, 2014, 121: 19 – 35. DOI:10. 1016/j. pneurobio. 2014. 06.004.

[12] MIROWSKI P, MADHAVAN D, LECUN Y, et al. Classification of patterns of EEG synchronization for seizure prediction [J]. Clinical Neurophysiology. 2009, 120: 1927 – 1940. DOI: 10. 1016/j. clinph. 2009. 09. 002.

第四章

基于相干的功能连接

本章将集中介绍基于相干性的功能连接方法,包括频谱相干、虚部相干以及基于小波变换的相干性。重点描述不同方法的基本概念以及基于 Matlab 软件的具体实现方法。需要注意的是,具体使用哪种功能连接方法需要结合具体的实验和研究目的来选择。

第一节　频谱相干

一、基本概念

脑电的频谱相干性(spectral coherence,Coh)是指不同脑区之间的脑电活动在某个特定频率上的同步性或相关性[1]。它是描述脑电信号在不同脑区之间连接程度的一种量化指标。脑电频谱相干性通过计算在特定频率范围内不同脑区之间的相位和振幅的关系来衡量它们之间的同步性。简单地说,相干性测量不同脑区之间信号的共振程度[2]。

脑电频谱相干性的分析对于研究大脑的信息传递、功能网络以及脑区之间的互动关系非常有用。频谱相干性的公式为:

$$C_{xy}(f) = \frac{S_{xy}(f)}{S_{xx}(f) \times S_{yy}(f)} = real\{C_{xy}(f)\} + imag\{C_{xy}(f)\} \tag{4-1}$$

其中,$S_{xy}(f)$ 是电极 X 和 Y 上的信号之间的交叉谱密度,$S_{xx}(f)$ 和 $S_{yy}(f)$ 是电极 X 和 Y 的自谱密度。$real\{C_{xy}(f)\}$ 和 $imag\{C_{xy}(f)\}$ 分别表示 $C_{xy}(f)$ 的实部和虚部。

而脑电的频谱相干性 Coh 定义为上述复数相干性 $C_{xy}(f)$ 的模:

$$Coh_{xy}(f) = |C_{xy}(f)| \tag{4-2}$$

在实际的应用中,我们常常对上述公式 4-2 进行归一化,得到所谓归一化的频谱相干(也称为幅度平方相干),其定义如公式 4-3 所示:

$$Coh_{xy}(f) = \frac{|S_{xy}(f)|^2}{S_{xx}(f) \times S_{yy}(f)} \tag{4-3}$$

二、基于 Matlab 软件计算 Coh

频谱相干的计算既可以依据上述三个公式自行编程实现,也可以直接调用 Matlab 封装好的现成函数,我们先看第一种方法,接着讲解 Matlab 中现成的频谱相干计算函数的用法。

(一)依据公式编程实现 Coh

首先,使用 Welch 方法估计单个通道脑电信号的功率谱密度值(自谱密度)。然后,计算交叉功率谱密度,根据公式 4-3,取交叉功率谱密度的模的平方再除以两个信号的自谱密度之积,从而可以计算得到两个通道信号的相干性。最后,依据实际分析需要,取感兴趣的频率范围,计算该频带范围内的平均相干性作为两个通道的功能连接强度。

这里,我们以一个简单的示例数据为例,基于上述思路自行编写代码实现 Coh 的计算。Matlab 代码如下[代码和示例数据见本书附带资料:coh(fig1).m 和 eegdata.mat],而图 4-1 为频谱相干矩阵热图:

```
clc
clear
% 加载数据
load eegdata
% 在这里,我们使用 Welch 方法来计算频谱相干性
% 设置参数
% 采样率,根据实际数据调整
Fs = 100;
% 窗口大小,根据实际数据调整
window_size = 50;
% 窗口重叠比例,根据实际数据调整
overlap = 0.5;
% 初始化连接矩阵
N = size(data,1);
coherence_matrix = zeros(N,N);
% 计算频谱相干性
for i = 1:N
    for j = i+1:N
        % 对通道 i 和 j 进行 Welch's 方法估计
        [Pxx_i,f]=pwelch(data(i,:),window_size,overlap * window_size,[],Fs);
        [Pxx_j, ~ ]=pwelch(data(j,:),window_size,overlap * window_size,[],Fs);
        % 计算交叉功率谱密度
Pxy=cpsd(data(i,:),data(j,:),window_size,overlap * window_size,[],Fs);
```

%计算相干性

coherence = abs(Pxy).^2 ./(Pxx_i. * Pxx_j);

%取频率范围为感兴趣的频带,例如[8,30]Hz

freq_range =(f >= 8 & f <= 30);

%取平均相干性作为连接强度

coherence_matrix(i,j)= mean(coherence(freq_range));

coherence_matrix(j,i)= coherence_matrix(i,j);

end

end

%将对角线元素设置为零,以去除通道与自身的相关性

coherence_matrix(logical(eye(size(coherence_matrix))))= 0;

%可视化连接矩阵

figure

imagesc(coherence_matrix);

colorbar;

title('频谱相干');

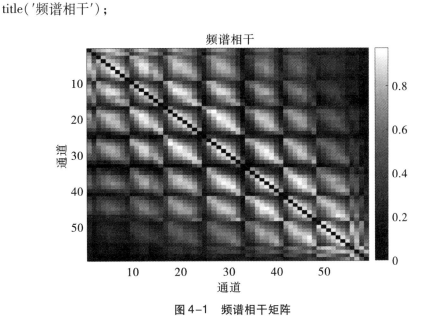

图4-1　频谱相干矩阵

(二)采用 mscohere 函数计算 Coh

mscohere 是 Matlab 软件自带的计算频谱相干 Coh 的函数,其内部实现方法与上述自行编程计算 Coh 的思路一样。但是相对而言,mscohere 函数使用起来更简单,用户只需输入两个通道的信号以及简单的几个参数,即可输出两个通道信号的频谱相干值。

mscohere 函数的主要用法如下:

$$[Cxy,f] = mscohere(x,y,window,noverlap,nfft,fs)$$

其中,x 和 y 表示两个时间序列信号(如两个通道的 EEG 信号);window 表示对信号 x 和 y 进行分段的窗类型及长度;noverlap 表示相邻的前后两个窗的重叠采样点数,一般采用 50% 的重叠率,这个参数设置成[ ]即表示 50% 的重叠率;nfft 表示对每个窗内数据进行快速傅里叶变换 FFT 的长度;fs 表示信号的采样率;输出参数有两个,其中 Cxy 表示得到的频谱相干值,注意其为频率的函数,而 f 表示对应的频率点。

这里,我们随机产生一个 19 通道,每个通道 3000 个样本点的数据作为示例数据,利用 mscohere 函数计算两两通道之间的 Coh。Matlab 代码如下:

```
clear;clc
data = rand(19,3000);
fs = 200;% 信号采样率假设为 200 Hz
Coh = zeros(19,19);
for i = 1:19
    for j = 1:19
        datatemp1 = data(i,:);
        datatemp2 = data(j,:);
        window = hanning(256);% window 类型为汉宁窗,长度为 256
nfft = 256;
        [Cxy,f] = mscohere(datatemp1,datatemp2,window,[ ],nfft,fs);
freq_range = find(f >= 8 & f <= 30);% 在某频带范围内求 Coh 均值,这里取 8-30 Hz
        Coh(i,j) = mean(Cxy(freq_range));
    end
end
Coh(logical(eye(size(Coh)))) = 0;% 对角线元素设置成 0
figure
imagesc(Coh)% 画出矩阵热图
```

第二节　虚部相干

一、基本概念

频谱相干 Coh 可以用来测量不同通道信号之间的一致程度,其反映出不同大脑区域之间的相互作用。然而,在实际的应用过程中会存在一些问题。

由于 EEG 信号受到头骨和组织的传导影响,单一源的活动可以在多个通道中被测量到,这被称为"体积传导"效应。这可能会导致在 Coh 计算过程中引入一些虚假连接,从而使得我们难以准确地判断不同脑区之间的真实相互作用。

为了解决这个问题,可以使用逆问题方法来估计脑源活动,进而利用估计得到的脑皮层上的电信号计算脑区之间的功能连接。然而,逆问题本身是一个挑战,因为为了得到唯一的数学解,需要施加许多约束条件。这些约束条件通常是基于研究人员对脑源活动的假设和先验知识,有可能不能反映真实脑活动的特性。

另一种方法是在分析 EEG 通道之间的相干性时,采用对应于相位差的相干性虚部部分,因为相干性的虚部对于体积传导引起的"自相互作用"并不敏感,它与时间滞后无关,而体积传导主要涉及信号延迟。相干性的虚部也不会因非交互源而增加,因此它可以用来辨别真实的交互作用,这对于揭示脑区之间的交互作用很有价值[3]。复数相干的虚部定义为:

$$iC_{xy}(f) = \text{imag}(C_{xy}(f)) \tag{4-4}$$

而脑电的虚部相干(imaginary coherence,iCoh)定义为上述 $iC_{xy}(f)$ 的模:

$$\text{iCoh}_{xy}(f) = |i\,C_{xy}(f)| \tag{4-5}$$

与公式 4-3 类似,我们也可以得到所谓的归一化的 iCoh,其定义如下:

$$\text{iCoh}_{xy}(f) = \frac{|\text{imag}(S_{xy}(f))|^2}{S_{xx}(f) \times S_{yy}(f)} \tag{4-6}$$

二、基于 Matlab 软件计算 iCoh

虚部相干的计算可以依据公式 4-1 和 4-6 的定义自行编程实现,基本的思路如下:首先,使用 Welch 方法估计单个通道脑电信号的功率谱密度值(自谱密度)。然后,计算交叉功率谱密度,根据公式 4-6,取交叉功率谱密度虚部的模的平方并除以两个信号的自谱密度之积,即可得到归一化的虚部相干 iCoh。最后,依据实际分析需要,取感兴趣的频率范围,计算该频带内的平均虚部相干作为两个通道的功能连接强度。

这里,我们以一个简单的示例数据为例,基于上述思路自行编写代码实现 iCoh 的计算。Matlab 代码如下[代码和示例数据见本书附带资料:icoh(fig2).m 和 eegdata.mat],而图 4-2 为虚部相干矩阵热图。

```
clc;
clear;
load eegdata
% 设置参数
% 窗口重叠比例,根据实际数据调整
Fs = 100;
% 窗口大小,根据实际数据调整
window_size = 50;
% 窗口重叠比例,根据实际数据调整
overlap = 0.5;
% 初始化连接矩阵
N = size(data,1);
```

```
coherence_matrix = zeros(N,N);
% 计算频谱相干性
for i = 1:N
    for j = i+1:N
        % 对通道 i 和 j 进行 Welch's 方法估计
        [Pxx_i,f] = pwelch(data(i,:),window_size,overlap * window_size,[ ],Fs);
        [Pxx_j,~] = pwelch(data(j,:),window_size,overlap * window_size,[ ],Fs);
        % 计算交叉功率谱密度
Pxy = cpsd(data(i,:),data(j,:),window_size,overlap * window_size,[ ],Fs);
        % 计算相干性
        coherence = imag(Pxy).^2 ./(Pxx_i . * Pxx_j);
        % 取频率范围为感兴趣的频带,例如 [8,13] Hz
freq_range =(f >= 8 & f <= 30);
        % 取平均相干性作为连接强度
coherence_matrix(i,j)= mean(coherence(freq_range));
coherence_matrix(j,i)= coherence_matrix(i,j);
    end
end
% 将对角线元素设置为零,以去除通道与自身的相关性
coherence_matrix(logical(eye(size(coherence_matrix))))= 0;
% 计算数据的最小值和最大值
min_val = min(coherence_matrix(:));
max_val = max(coherence_matrix(:));
% 归一化数据到 [0,1] 范围
coherence_matrix =(coherence_matrix − min_val)/(max_val − min_val);
% 可选:可视化连接矩阵
figure
imagesc(coherence_matrix);
colorbar;
title('虚部相干');
```

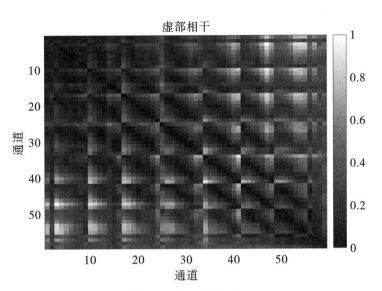

图 4-2 虚部相干矩阵

第三节 小波相干

传统的频谱相干采用的是快速傅里叶变换[4],此时的信号被当作是平稳信号,然而,EEG 信号远非平稳信号,它的频谱特征在时域中分布广泛。因此,快速傅里叶变换很难精确地计算相干值。短时傅里叶变换比傅里叶变换多了一个窗函数,随着窗函数大小的不同会有不同的频率和时间清晰度,但是由于窗函数大小是固定的,会限制频率和时间分辨率。而小波变换则可以解决这个问题,其既可以保证在高频带内具有高的时间分辨率,又能兼顾在低频带内有高的频率分辨率。因此,基于小波变换计算得到的相干值,我们称之为小波相干(wavelet coherence,wCoh)。

一、小波变换

假设给定的信号 $x(t)$ 平方可积,则该信号的连续小波变换(continuous wavelet transform,CWT)定义如下式:

$$CWT_x(a,b) = \frac{1}{\sqrt{a}} \int x(t) \, \psi^* \left(\frac{t-b}{a} \right) dt = \int x(t) \, \psi_{ab}^*(t) \, dt \tag{4-7}$$

由上式可知,$x(t)$ 的小波变换 $CWT_x(a,b)$ 为尺度因子 a 和窗移 b 的函数。而 $\psi_{ab}^*(t)$ 是对母小波 $\psi(t)$ 进行平移和拉伸变换所得到的小波,称之为小波基函数。参数 b 用来确定对 $x(t)$ 分析的时间中心,尺度因子 a 用于对基本小波 $\psi(t)$ 进行压缩即确定对

$x(t)$ 分析的时间宽度,因此,a 和 b 联合起来确定对 $x(t)$ 进行分析的时间宽度以及中心位置。CWT 是利用时间宽度不断变化的基函数对 $x(t)$ 作变换[5]。

小波变换是基于伸缩和平移变换进行的,以下是连续小波变换算法的基本运算步骤。

(1)首先选定初始小波基函数,对齐所选择的小波函数和待分析的信号的起点。

(2)计算此时刻的小波变换系数。

(3)沿时间轴将小波函数中心位置向下一时刻(时间单位 b)移动,然后重复步骤(1)~(2),最终求出进行时移后的小波变换系数。继续移动小波函数并运算,直到覆盖完整个待分析的信号长度。

(4)对所选的小波函数进行伸缩,时间宽度缩减一个单位 a,重复步骤(1)~(2)。

(5)对所有的尺度因子重复步骤(1)~(4)。

目前常用的小波基函数有 Haar 小波、Daubechies 小波、Mexican Hat 小波、Meyer 小波和 Morlet。当采用不同的小波函数对同一个信号进行分析时,很有可能会产生不同的效果。因此,在进行小波分析时,选择适当的小波基是一个十分重要的问题。目前主要是通过对比小波分析处理所得的结果与理论结果的误差来判定所采用小波基是否适当。在脑电信号分析中,常用 Morlet 小波。首先,Morlet 小波变换基于高斯函数的特性,允许信号在一定的范围内存在相位波动,因而可以发现非相位锁定的信号震荡。其次,Morlet 小波最符合 EEG 的波形,相比于 Daubechies 小波和 Meyer 小波,Morlet 小波可以提供更好的结果。

Morlet 小波是脑电分析中常用的小波基,它是用复数的正弦函数乘以高斯函数,在时域和频域上都具有高斯分布,其定义为:

$$\psi_{a,b}(t) = e^{i\omega_0 t}\, e^{-\frac{t^2}{2}} \tag{4-8}$$

其中,ω_0 表示中心频率。

二、小波相干的概念

给定信号 x、y 及其各自的小波系数 $CWT_x(a,b)$ 与 $CWT_y(a,b)$ 后,采用交叉小波谱(wavelet cross spectrum,WCS)就可以估计 x 和 y 之间的交叉小波谱,其定义为:

$$WCS_{x,y}(a,b) = CWT_x(a,b) \times CWT_y^*(a,b) \tag{4-9}$$

可见,$WCS_{x,y}(a,b)$ 的大小反映了两个信号 x 和 y 的时频域的相似度。对于 x 信号自身,$WCS_{x,x}(a,b)$ 即为小波系数的平方值。

为了更好地得到信号之间的同步信息,在计算小波相干前,还要对小波谱作平滑处理。平滑函数作用于时间轴和尺度轴,它可以增加做完连续小波变换后信号的平滑度。时间轴上的平滑操作定义为:

$$S_t(CWT_x(a,b)) = CWT_x(a,b) * c_1^{-\frac{t^2}{2a^2}} \tag{4-10}$$

其中 c_1 是标准系数,$*$ 表示卷积运算。尺度轴上的平滑操作定义为:

$$S_a(CWT_x(a,b)) = CWT_x(a,b) * c_2 \prod (0.6a) \tag{4-11}$$

这里，c_2 也是一个标准化系数，$\prod$ 是矩形函数。

平滑函数 S 定义为：

$$S(W) = S_a[S_t(W)] \tag{4-12}$$

然后，对于信号 x 和 y，它们之间的小波相干（wavelet coherence，wCoh）定义为：

$$wCoh_{xy}(a,b) = \frac{S(WCS_{xy}(a,b))}{\sqrt{S(|CWT_x(a,b)|^2)}\sqrt{S(|CWT_y(a,b)|^2)}} \tag{4-13}$$

根据 Schwartz 不等式：

$$\left(\sum_{i=1}^{n} a_i b_i\right)^2 \leq \left(\sum_{i=1}^{n} a_i^2\right)\left(\sum_{i=1}^{n} b_i^2\right) \tag{4-14}$$

其中 $a_1 \cdots, a_n, b_1, \cdots, b_n$ 为实数，Schwartz 不等式可以保证 wCoh 的值在 0（频率成分完全无关）与 1（频率成分完全相关）之间。

三、基于 Matlab 软件计算 wCoh

小波相干 wCoh 的实现可以通过 Matlab 自带的 wcoherence 函数（基于小波分析工具箱）来实现，也可以采用第三方的 Matlab 工具包来计算。这里首先介绍第一种方法即利用 wcoherence 函数计算 wCoh。wcoherence 函数的调用方法如下：

[wcoh, wcs, f] = wcoherence(x, y, fs)

其中 x 和 y 为两个时间序列信号，fs 为信号采样率，wcoh 为幅度平方小波相干值，wcs 为小波交叉谱，f 为频率坐标。

这里，我们以一个简单的示例数据为例，基于 wcoherence 函数实现 wCoh 的计算。Matlab 代码如下[代码和示例数据见本书附带资料：wcoh(fig3).m 和 data.mat]，图 4-3 为小波相干矩阵热图。

```
clc;
clear
load data
% 设置小波分析的尺度
Fs = 100;
% 初始化连接矩阵
N = size(data,1);
wavelet_coherence_matrix = zeros(N,N);
% 计算小波相干性
for i = 1:N
    for j = i+1:N
        % 计算通道 i 和 j 的连续小波变换（CWT）
        [wcoh,wcs,f] = wcoherence(data(i,:),data(j,:),100);
        % 以平均小波相干性作为连通强度
freq_range = (f >= 8 & f <= 30);
```

avg_WTC = mean(wcoh(freq_range, :) ,2) ;

wavelet_coherence_matrix(i,j) = mean(avg_WTC) ;

wavelet_coherence_matrix(j,i) = mean(avg_WTC) ;

    end

end

%将对角线元素设置为零以消除自连通性

wavelet_coherence_matrix(logical(eye(N))) = 0 ;

%可选:可视化连接矩阵

figure

imagesc(wavelet_coherence_matrix) ;

colorbar;

title('小波相干') ;

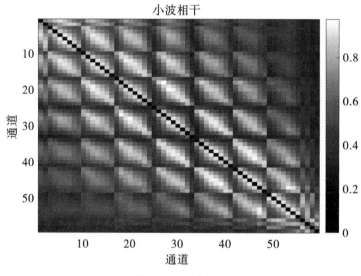

图4-3　小波相干

　　Grinsted 等利用小波包来分析两个时间信号的相干性,并开发了一个小波相干软件包,这里我们基于该工具包计算小波相干。

　　软件包下载地址为:www. pol. ac. uk/home/research/waveletcoherence/。

　　将该软件包解压后添加到 Matlab 的路径中,即可调用该软件包中的 wtc 函数计算两个信号的小波相干。wtc 函数用法非常简单,可以参考如下代码和相应注释:

load data;

d1 = data(1, :) ; %信号 d1

d2 = data(2, :) ; %信号 d2

wtc(d1,d2,'mcc',0) ; %计算 wCoh 并绘制如图 4-4 所示的小波相干时频图

[wcoh,period, ~ , ~ , ~] = wtc(d1,d2,'mcc',0) ; %计算小波相干,其中输出 wcoh 为

小波相干值,period 除以采样率后的倒数为对应的频率坐标。

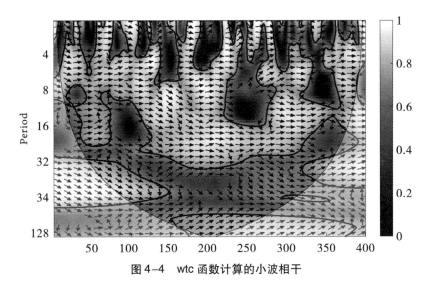

图 4-4　wtc 函数计算的小波相干

第四节　基于相干的功能连接应用举例

基于相干的功能连接是脑电研究中应用非常广泛的一类功能连接指标,主要包括传统的频谱相干、虚部相干和小波相干。频谱相干基于傅里叶变换,度量两个信号在不同频率下的相似性,但是其对容积传导效应较为敏感,而虚部相干实质上是只取复数频谱相干的虚部,因此其对容积传导效应不敏感。上述无论是频谱相干还是虚部相干,计算结果仅有频率信息,而小波相干基于小波变换可以计算出两个信号的时频相干结果,为研究者提供更加丰富的数据结果。这里对基于相干的功能连接在脑电研究中的应用做一个简单的阐述,感兴趣的读者可以自行下载相关文献深入阅读。

Sankari 等[6]采集了阿尔茨海默病(AD)患者和健康对照组的脑电信号,并通过小波相干计算电极之间的功能连接,结果发现 AD 和对照组之间的小波相干存在显著的统计学差异。这项研究表明,小波相干可以作为区分 AD 和健康老年人的有力工具。2022年,Khan 等[7]通过使用 EEG 信号估计大脑默认模式网络(DMN)区域之间的小波相干性,用于训练机器学习模型来自动检测重度抑郁症(MDD)。结果表明,该方法的准确度、灵敏度和特异性均为 100%。这种高分类性能验证了基于 DMN 的 wCoh 可以用作 MDD 的潜在生物标志物。

Chapeton 等利用大脑颞叶的颅内 EEG 计算了频谱相干功能网络,结果表明 alpha 频段信号的相位延迟与脑区间的信息传递密切相关[8]。Shellhaas 等利用虚部相干方法研究了环境中的声音对新生儿语言发育的影响,结果发现新生儿非快速眼动睡眠期间,左半球 EEG 功能连通性与新生儿 18 个月后的语言评分相关,该特征可能被用于新生儿语言发育情况的预测[9]。王湖斐等研究了人脑不同区域情绪脑电信号的差异特性,结果表明,不同情绪状态下额叶、顶叶 delta 波段的小波相干指数具有显著差异,实验结果验证了额叶和顶叶的小波相干对情绪三分类问题有较好的识别效果[10]。

参考文献

[1] PAUL L NUNEZ, RAMESH SRINIVASAN, ANDREW F WESTDORP, et al. EEG coherency. I:Statistics, reference electrode, volume conduction, Laplacians, cortical imaging,and interpretation at multiple scales[J]. Electroencephalogr Clin Neurophysiol, 1997,103(5):499-515. DOI:10.1016/S0013-4694(97)00066-7.

[2]孙淑婷. 面向抑郁识别的功能脑网络构建方法优化及应用研究[D]. 兰州大学,2021.

[3]NOLTE G,BAI O,WHEATON L,et al. Identifying true brain interaction from EEG data using the imaginary part of coherency[J]. Clinical Neurophysiology,2004,115(10): 2292-2307. DOI:10.1016/j. clinph. 2004. 04. 029.

[4]LACHAUX J P,LUTZ A,RUDRAUF D,et al. Estimating the time-course of coherence between single-trial brain signals:an introduction to wavelet coherence [J]. Neurophysiologie Clinique / Clinical Neurophysiology,2002,32(3):157-174. DOI: 10.1016/S0987-7053(02)00301-5.

[5]赵晶晶,牟书,舒华,等. 基于 Morlet 小波变换的 EEG 时频分析[J]. 中国医学物理学杂志,2006,23(1):5. DOI:10.3969/j. issn. 1005-202X. 2006. 01. 016.

[6]Z SANKARI,H ADELI,A ADELI. Wavelet coherence model for diagnosis of Alzheimer disease[J]. Clinical EEG and neuroscience,2012,43(4):268-278. DOI:10. 1177/1550059412444970.

[7]D M KHAN,K MASROOR,M F M JAILANI,et al. Development of wavelet coherence EEG as a biomarker for diagnosis of major depressive disorder[J]. IEEE Sensors,2022, 22(5):4315-4325. DOI:10.1109/JSEN.2022.3143176.

[8]CHAPETON J I,HAQUE R,WITTIG J H,et al. Large-Scale Communication in the Human Brain Is Rhythmically Modulated through Alpha Coherence[J]. Current Biology, 2019,29(17):2801-2811. e5. DOI:10.1016/j. cub. 2019. 07. 014.

[9]SHELLHAAS R A,CHERVIN R D,BARKS J D E,et al. Lateralized neonatal EEG coherence during sleep predicts language outcome[J]. Pediatr Res,2022,91(4):962-969. DOI:10.1038/s41390-021-01554-y.

[10]王湖斐,郭茂田. 基于小波相干算法的脑区情绪特性研究[J]. 传感技术学报,2020, 33(1):6. DOI:10.3969/j. issn. 1004-1699. 2020. 01. 012.

第五章

基于相位的功能连接

在上一章的内容中,我们对基于相干的功能连接指标进行了介绍,广义上来讲,基于相干的功能连接如波谱相干也属于基于相位的功能连接。为了便于对多种功能连接指标进行分门别类,笔者在本书中把所谓的"相干"相关的指标都统一归为"基于相干的功能连接"。本章重点介绍几种应用最为广泛的度量相位同步的功能连接指标,包括相锁值(phase locking value,PLV)、相滞指数(phase lag index,PLI)、加权相滞指数(weighted phase-lag index,wPLI)、相位斜率指数(phase slope index,PSI)。

第一节　相锁值

一、定义

对于两个通道的脑电信号 $x(t)$ 和 $y(t)$,其相锁值(phase locking value,PLV)定义如下[1,2]:

$$PLV_{xy} = \left| \frac{1}{N} \sum_{t=1}^{N} e^{i(\theta_{xt}-\theta_{yt})} \right| \tag{5-1}$$

其中,N 表示脑电信号的总样本点数目,θ_{xt} 表示信号 $x(t)$ 在时刻 t 的瞬时相位,θ_{yt} 表示信号 $y(t)$ 在时刻 t 的瞬时相位。PLV 的取值范围为 0 到 1 之间,值越大表示两个通道信号之间的相位同步程度越强。

二、PLV 的计算

根据公式 5-1 的定义,PLV 的计算关键在于两个通道脑电信号的瞬时相位信息,只要能计算得到信号的瞬时相位,代入公式 5-1 即可得到 PLV。目前,常用于提取信号瞬时相位的方法有两种,第一种是采用希尔伯特变换,第二种是基于连续小波变换。这里我们采用第一种方法即希尔伯特变换来提取信号的瞬时相位。

Matlab 中自带一个进行希尔伯特变换的函数,即 hilbert。对于信号 x(t),其瞬时相位可以通过以下命令计算得到:

$\theta_{xt} = \text{angle}(\text{hilbert}(x))$

对于 PLV 的计算可以通过以下 Matlab 命令实现:

$PLV = \text{abs}(\text{mean}(\exp(i * \text{Phasediff})))$

其中 Phasediff 表示 $\theta_{xt} - \theta_{yt}$,即两个信号的相位差。

对于 PLV,当两个信号的瞬时相位差等于恒定值时,PLV 等于 1,即这两个信号完全相位同步。为了让读者对此有一个直观的理解,我们以两个最简单的信号即正弦信号和余弦信号来示例说明。如图 5-1 所示,x 和 y 是两个同频率同相位的正弦信号,仅仅是幅度不同,很明显这两个信号的相位差恒定为 0,按照公式 5-1 计算得到 PLV 为 1。类似的,如图 5-2 所示,x 和 z 分别是两个同频率的正弦和余弦信号,幅度相同,很明显这两个信号的相位差恒定为 $\pi/2$,按照公式 5-1 计算得到的 PLV 同样为 1。代码见本书附带资料 Code5_1.m。

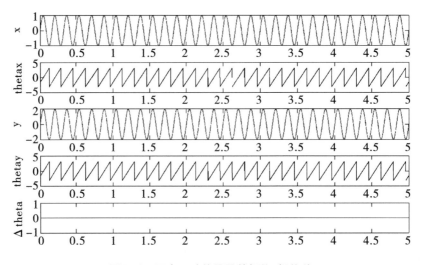

图 5-1 两个正弦信号及其相位、相位差

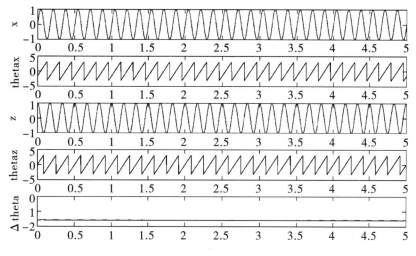

图5-2　正弦和余弦信号及其相位、相位差

　　对于真实的脑电数据,读者可以按照如下步骤来计算某个频带(如 alpha 频带)任意两个通道之间的 PLV,即 PLV 功能连接矩阵。

　　(1)对脑电数据进行带通滤波,得到某个频带内的脑电信号。

　　(2)通过希尔伯特变换(或连续小波变换)提取某两个通道的瞬时相位信息,并计算两个通道瞬时相位差。

　　(3)按照公式5-1计算这两个通道之间的 PLV。

　　(4)对通道序号进行更新,即选择另外两个通道脑电信号,重复上述步骤(2)和(3),即可计算任意两个通道之间的 PLV。

　　为便于读者计算 PLV,笔者编写了一个计算两个信号 PLV 的子函数 PLVfunction. m(见本书附带资料),该子函数的功能包括上述步骤中的(2)和(3)。这里我们以实际的脑电数据为例,采用 PLVfunction 函数计算多通道信号两两之间的 PLV 矩阵。Matlab 代码如下(代码和示例数据见本书附带资料:Code5_2. m 和 RestingEEGdemo. mat),图5-3为 PLV 矩阵热图。

```
clear;
clc;
load RestingEEGdemo. mat
% 滤波得到 theta 频带信号
EEG1 = pop_eegfiltnew(EEG,4,8,414,0,[ ],0);
PLV = zeros(EEG. nbchan,EEG. nbchan);
for i = 1:EEG. nbchan
    for j = 1:EEG. nbchan
    PLV(i,j) = PLVfunction(EEG1. data(i,:),EEG1. data(j,:));
    end
```

```
end
% 对角线元素设置为 0
PLV = PLV-diag(diag(PLV));
figure(9)
imagesc(PLV)
xlabel('Chan')
ylabel('Chan')
colorbar
axis([0.5 19.5 0.5 19.5])
set(gca,'FontSize',14);
```

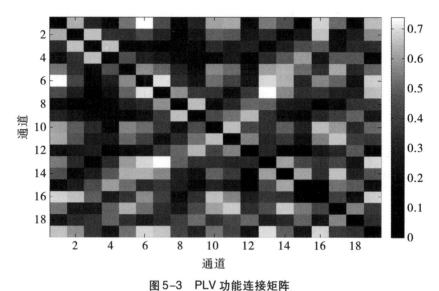

图 5-3　PLV 功能连接矩阵

第二节　相滞指数

一、定义

与 PLV 类似,相滞指数(phase lag index,PLI)也是通过两个通道信号的相差来度量信号之间的相位同步性,定义如下[3,4]:

$$PLI = \frac{1}{N} \sum_{t=1}^{N} \mathrm{sign}(\theta_{xt} - \theta_{yt}) \tag{5-2}$$

其中,N 表示脑电信号的总样本点数目,θ_{xt} 表示信号 $x(t)$ 在时刻 t 的瞬时相位,θ_{yt} 表示信号 $y(t)$ 在时刻 t 的瞬时相位,$\mathrm{sign}(x)$ 表示符号函数:当 x 大于 0 时,$\mathrm{sign}(x)=1$;当 x 小于 0 时,$\mathrm{sign}(x)=-1$;当 $x=0$ 时,$\mathrm{sign}(x)=0$。PLI 的取值范围为 0 到 1 之间,值越大表示两个通道信号之间的相位同步程度越强。

当把相位角度用一个单位圆来表示时,公式 5-2 表明,当两个信号的相位差大于 0、小于 π 时,由于 sign 函数的存在,会得到 1;而当两个信号的相位差大于 π、小于 2π 时,会得到 -1 的值;而当相位差等于 0 或者 π 时,会得到 0 的值。也就是说,PLI 指标主要检测两个信号相位差在单位圆 0-π 线上下的分布情况。

二、PLI 的计算

与 PLV 不同,PLI 对体积传导效应不敏感。换句话说,当两个信号的相位差恒定为 0 时,PLI 等于 0 而 PLV 却等于 1。因为当两个信号的相位差恒定为 0 时,PLI 指标认为这两个信号是由同一个皮层源信号同时传导到两个头皮电极导致的,即由体积传导效应引起的,因此把它们之间的相位同步设置为 0,从而可以从一定程度上消除体积传导效应。关于体积传导效应,我们会在第十章中进行较为详细的说明。

对于图 5-1 所示的两个同频率同相位的正弦信号,很明显这两个信号的相位差恒定为 0,按照公式 5-2 计算得到 PLI 为 0。对于图 5-2 所示的两个同频率的正弦和余弦信号,其相位差恒定为 $\pi/2$,按照公式 5-2 计算得到的 PLI 为 1,这与 PLV 指标的结果一致(代码见本书附带资料 Code5_3.m)。

对于真实的脑电数据,读者可以按照如下步骤来计算某个频带(如 alpha 频带)任意两个通道之间的 PLI 即 PLI 功能连接矩阵。

(1)对脑电数据进行带通滤波,得到某个频带内的脑电信号。

(2)通过希尔伯特变换(或连续小波变换)提取某两个通道的瞬时相位信息,并计算两个通道瞬时相位差。

(3)按照公式 5-2 计算这两个通道之间的 PLI。

(4)对通道序号进行更新,即选择另外两个通道脑电信号,重复上述步骤(2)和(3),即可计算任意两个通道之间的 PLI。

为便于读者计算 PLI,笔者编写了一个计算两个信号 PLI 的子函数 PLIfunction.m(见本书附带资料),该子函数的功能包括上述步骤中的(2)和(3)。这里我们以实际的脑电数据为例,采用 PLIfunction 函数计算多通道信号两两之间的 PLI 矩阵。Matlab 代码和示例数据见本书附带资料 Code5_4.m 和 RestingEEGdemo.mat,图 5-4 为 PLI 矩阵热图。

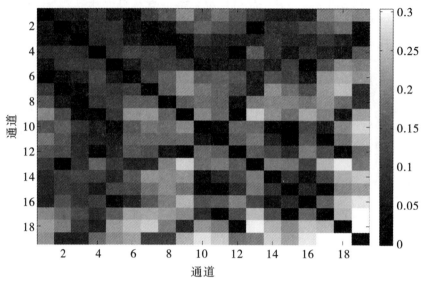

图 5-4　PLI 功能连接矩阵

第三节　加权相滞指数

一、定义

正如前面所述,PLI 的基本原理是检测两个通道信号相位差在单位圆 0-π 线上下的分布,特别是当两个信号的相位差恒定为 0 或者 π 时,PLI 等于 0,因此可以消除体积传导效应。但是 PLI 容易受到噪声的影响,对很弱的相位同步不灵敏,因此研究者提出了加权相滞指数(weighted phase-lag index,wPLI),定义如下[5,6]:

$$wPLI = \frac{N^{-1} \sum\limits_{t=1}^{N} |imag(S)| sign(imag(S))}{N^{-1} \sum\limits_{t=1}^{N} |imag(S)|} \tag{5-3}$$

其中,N 表示脑电信号的总样本点数目,imag(S) 表示两个通道信号互谱密度的虚部,sign(x) 表示符号函数。wPLI 的取值范围为 0 到 1 之间,值越大表示两个通道信号之间的相位同步程度越强。对比公式 5-2,wPLI 的定义中加入了两个信号互谱密度虚部的幅度信息,而 PLI 只有两个信号相差分布的信息。

二、wPLI 的计算

对于真实的脑电数据,读者可以按照如下步骤来计算某个频带(如 alpha 频带)任意两个通道之间的 wPLI,即 wPLI 功能连接矩阵。

(1)对脑电数据进行带通滤波,得到某个频带内的脑电信号。

(2)通过希尔伯特变换(或连续小波变换)提取某两个通道信号的互谱密度及其虚部。

(3)按照公式 5-3 计算这两个通道之间的 wPLI。

(4)对通道序号进行更新,即选择另外两个通道脑电信号,重复上述步骤(2)和(3),即可计算任意两个通道之间的 wPLI。

为便于读者计算 wPLI,笔者编写了一个计算两个信号 wPLI 的子函数 wPLIfunction. m(见本书附带资料),该子函数的功能包括上述步骤中的(2)和(3)。这里我们以实际的脑电数据为例,采用 wPLIfunction 函数计算多通道信号两两之间的 wPLI 矩阵。Matlab 代码如下(代码和示例数据见本书附带资料:Code5_5. m 和 RestingEEGdemo. mat),图 5-5为 wPLI 矩阵热图。

```matlab
clear;
clc;
load RestingEEGdemo. mat
% 滤波得到 theta 频带信号
EEG1 = pop_eegfiltnew(EEG,4,8,414,0,[],0);
wPLI = zeros(EEG. nbchan,EEG. nbchan);
for i = 1:EEG. nbchan
    for j = 1:EEG. nbchan
wPLI(i,j) = wPLIfunction(EEG1. data(i,:),EEG1. data(j,:));
    end
end
% 对角线元素设置为 0
wPLI = wPLI-diag(diag(wPLI));
figure(10)
imagesc(wPLI)
xlabel('Chan')
ylabel('Chan')
colorbar
axis([0. 5 19. 5 0. 5 19. 5])
set(gca,'FontSize',14)
```

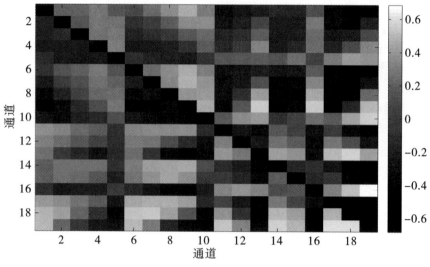

图 5-5　wPLI 功能连接矩阵

第四节　相位斜率指数

一、定义

与前面几种基于相位的功能连接不同,相位斜率指数(phase slope index,PSI)是一种基于相位的有向连接,其基本思想如下:如果信号 x 到信号 y 存在有向连接,且 x 超前 y 的时间为 τ(对应于 x 的相位超前 y 的相位为 δ),那么这个相位差 δ 会随着频率的增加而增加。如果画出 δ 与频率的关系图,可以得到 δ 关于频率的斜率为正值。基于此,可以利用上述 δ 关于频率的斜率来推导出两个信号之间是否存在因果连接以及因果连接的强度。对于信号 x 和 y,其 PSI 定义如下[7]:

$$PSI_{xy} = \mathrm{imag}(\sum_{f=f1}^{f2} C_{xy}^*(f)\ C_{xy}(f+\delta f)) \tag{5-4}$$

其中, $C_{xy}(f) = S_{xy}(f)/\sqrt{S_{xx}(f)S_{yy}(f)}$ 表示复数相干, $*$ 表示复数共轭, $S_{xy}(f)$ 表示互谱密度, $S_{xx}(f)$ 和 $S_{yy}(f)$ 分别表示 x 和 y 的自谱密度, δf 表示频率分辨率,f1 和 f2 表示斜率求和的频率范围。

在实际中,一般需要对 PSI 进行归一化,归一化后的 PSI 可以用以下公式定义:

$$nPSI_{xy} = PSI_{xy}/\mathrm{std}(PSI_{xy}) \tag{5-5}$$

其中 $\mathrm{std}(PSI_{xy})$ 的计算需要把整个数据分成 K 个片段(epoch),每个 epoch 又会分为

T 个小数据段(segment),对每个 segment 进行傅里叶变换可以得到两个信号的互谱密度和自谱密度,对所有 segment 进行平均可以得到这个 epoch 的互谱密度和自谱密度,进而可以由公式 5-4 计算得到这个 epoch 的 PSI。当把第 $k(k=1,2,3,\cdots,K)$ 个 epoch 从数据中去除后可以计算剩余数据的 PSI(记为 $PSI_{xy,k}$),由此可以得到 K 个 $PSI_{xy,k}$。而公式 5-5 中的 $\mathrm{std}(PSI_{xy})=\sqrt{K}\sigma$,其中 σ 表示 K 个 $PSI_{xy,k}$ 的标准差。

此外,需要注意的是 $nPSI_{xy}=-nPSI_{yx}$,也就是说从通道 x 到 y 的 PSI 等于负的 y 到 x 的 PSI。

二、PSI 的计算

PSI 的计算可以采用 HERMES 工具包[8],HERMES 工具包虽然具有 GUI 界面便于使用,但是里面相关参数的设置并不透明。PSI 指标提出者 Nolte 等[7]①在其论文中给出了计算 PSI 的 Matlab 子函数(见本书附带资料:data2psi.m),这里我们以实际的脑电数据为例,采用 data2psi 函数计算多通道信号两两之间的 PSI 矩阵。Matlab 代码如下(代码和示例数据见本书附带资料:Code5_6.m 和 RestingEEGdemo.mat),图 5-6 为 PSI 矩阵热图。

```
clear;
clc;
load RestingEEGdemo.mat
segleng=500;
epleng=1000;
%计算 alpha 频段内的 PSI
freqs=[8:13];
[psi,stdpsi,~,~]=data2psi(EEG.data',segleng,epleng,freqs);
%归一化的 PSI
nPSI=psi./(stdpsi+eps);
figure(11)
imagesc(nPSI)
xlabel('Chan')
ylabel('Chan')
colorbar
axis([0.5 19.5 0.5 19.5])
set(gca,'FontSize',14)
```

---

① http://doc.ml.tu-berlin.de/causality/.

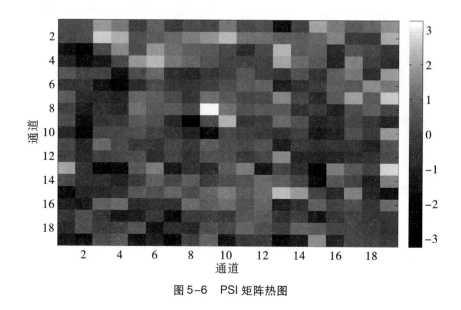

图 5-6　PSI 矩阵热图

第五节　基于相位的功能连接应用举例

与其他功能连接指标不同,基于相位的功能连接具有一定的生理基础,是脑电研究中认可度非常高同时也是应用最为广泛的指标之一。为使读者对这些指标的具体应用有一个初步的了解,这里列举几个典型的研究。

为了研究精神分裂症患者在执行听觉 oddball 任务期间小世界网络的异常变化,Shim 等研究者[9]募集 34 个精神分裂症患者以及匹配的健康被试,在被试执行听觉 oddball 任务的同时采集 EEG 脑电数据。研究者通过 EEG 溯源构建源空间的 PLV 功能连接矩阵,并结合图论表征被试的脑网络特征。结果表明,精神分裂症患者表现出显著降低的聚类系数和增强的特征路径长度,并且患者的阴性症状评分和认知评分与聚类系数成负相关,而与特征路径长度成正相关。

短期记忆需要通过不同脑区之间的交流来编码、整合和维持相关信息,Liebe 等研究者[10]通过动物实验发现,在记忆阶段视觉 V4 区与前额叶脑电信号(局部场电位)之间的 theta 频段相位同步显著增强(通过 PLV 指标度量),并且 PLV 的值可以预测动物的短期记忆任务表现。类似地,Polania 等[11]在人的脑电研究中发现被试在执行工作记忆任务期间前额叶与顶叶之间的 theta 频带相位同步显著增强(通过 wPLI 指标度量),并通过经颅交流电刺激技术证明了这种相位同步的因果作用。

基于相位的功能连接指标可以作为性能良好的特征用于疾病的机器学习辅助诊断。Peng 等[12]以 PLI 作为特征,结合支持向量机分类器对抑郁症进行分类,获得了 92% 的分类准确率。Zhao 等结合 PLI 和有向连接输入到支持向量机分类器中对精神分裂症进行分类,获得了 95.16% 的准确率。

参考文献

[1] MORMANN F, LEHNERTZ K, DAVID P, et al. Mean phase coherence as a measure for phase synchronization and its application to the EEG of epilepsy patients[J]. Physica D, 2000, 144(3-4):358-369. DOI:10.1016/S0167-2789(00)00087-7.

[2] SAKKALIS V. Review of advanced techniques for the estimation of brain connectivity measured with EEG/MEG[J]. Computers in Biology and Medicine, 2011, 41(12):1110-1117. DOI:10.1016/j.compbiomed.2011.06.020.

[3] STAM C J, NOLTE G, DAFFERTSHOFER A. Phase lag index:Assessment of functional connectivity from multi-channel EEG and MEG with diminished bias from common sources [J]. Human Brain Mapping, 2010, 28(11):1178-1193. DOI:10.1002/hbm.20346.

[4] OLEJARCZYK E, JERNAJCZYK W. Graph – based analysis of brain connectivity in schizophrenia [J]. Plos One, 2017, 12(11):e0188629. DOI:10.1371/journal.pone.0188629.

[5] VINCK M, OOSTENVELD R, VAN WINGERDEN M, et al. An improved index of phase-synchronization for electrophysiological data in the presence of volume-conduction, noise and sample – size bias [J]. NeuroImage, 2011, 55(4):1548 – 1565. DOI:10.1016/j.neuroimage.2011.01.055.

[6] MIKE X COHEN. Analyzing Neural Time Series Data:Theory and Practice[M]. England. The MIT Press. 2014.

[7] NOLTE G, ZIEHE A, NIKULIN V V, et al. Robustly Estimating the Flow Direction of Information in Complex Physical Systems[J]. Physical Review Letters, 2007, 100(23). DOI:10.1103/PhysRevLett.100.234101.

[8] GUIOMAR NISO, RICARDO BRUÑA, ERNESTO PEREDA, et al. HERMES:towards an integrated toolbox to characterize functional and effective brain connectivity[J]. Neuroinformatics, 2013, 11(4):405-434. DOI:10.1007/s12021-013-9186-1.

[9] SHIM M, KIM D W, LEE S H, et al. Disruptions in small – world cortical functional connectivity network during an auditory oddball paradigm task in patients with schizophrenia[J]. Schizophrenia Research, 2014, 156(2-3):197-203. DOI:10.1016/j.schres.2014.04.012.

[10] LIEBE S, HOERZER G M, LOGOTHETIS N K, et al. Theta coupling between V4 and prefrontal cortex predicts visual short – term memory performance [J]. Nature Neuroscience, 2012, 15:456 – 462. DOI:10.1038/nn.3038.

[11] RAFAEL POLANÍA, NITSCHE M, KORMAN C, et al. The importance of timing in segregated theta phase-coupling for cognitive performance[J]. Current Biology, 2012, 22

（14）：1314-1318. DOI：10. 1016/j. cub. 2012. 05. 021.

[12]PENG H,XIA C,WANG Z,et al. Multivariate Pattern Analysis of EEG-Based Functional Connectivity：A Study on the Identification of Depression [J]. IEEE Access,2019,7：92630-92641. DOI：10. 1109/ACCESS. 2019. 2927121.

第六章

基于格兰杰因果的有向连接

格兰杰因果(Granger causality)最初是由著名经济学家 Granger 提出的一种度量经济学变量之间因果关系的理论[1],此后被广泛应用于脑科学和神经科学领域。随后,研究者在经典的格兰杰因果理论的基础上提出了很多更高级也更适合于脑电研究的有向连接算法,如部分有向相干(partial directed coherence,PDC)、有向传递函数(directed transfer function,DTF)等。本章从自回归模型开始,逐步讲解时域格兰杰因果、频域格兰杰因果、PDC、DTF 等算法,并基于开源工具包实现上述有向连接指标的计算,最后给出这些算法在脑电功能连接研究中具体应用的例子。

第一节　自回归模型

简单地说,所谓自回归(autoregressive,AR)模型是指用信号的过去值来预测当前的值。根据变量的数量,AR 模型可以分为单变量 AR 模型、双变量 AR 模型以及多变量 AR(multivariate AR,MVAR)模型。

一、单变量 AR 模型

对于单一变量 X 来说,其 AR 模型实际上就是用 X 的过去值来预测当前值,数学表达式如下:

$$X(t) = \sum_{n=1}^{p} A_n \times X(t-n) + \varepsilon_X \tag{6-1}$$

其中 $X(t)$ 表示变量 X 在 t 时刻的值,$X(t-n)$ 表示变量 X 在 $t-n$ 时刻的值,A_n 表示 $X(t-n)$ 的系数,p 称为 AR 模型的阶数,表示用 t 时刻之前的多少个时刻的值来预测当前 t 时刻的值,ε_X 表示预测误差。

二、双变量 AR 模型

对于两个变量 X 和 Y,其 AR 模型可以用如下两个公式来表示:

$$X(t) = \sum_{n=1}^{p} A_{11,n} \times X(t-n) + \sum_{n=1}^{p} A_{12,n} \times Y(t-n) + \varepsilon_{XY,1} \tag{6-2}$$

$$Y(t) = \sum_{n=1}^{p} A_{21,n} \times Y(t-n) + \sum_{n=1}^{p} A_{22,n} \times X(t-n) + \varepsilon_{XY,2} \tag{6-3}$$

其中 $X(t)$ 和 $Y(t)$ 分别表示变量 X、Y 在 t 时刻的值,$X(t-n)$ 和 $Y(t-n)$ 分别表示变量 X、Y 在 $t-n$ 时刻的值,公式中的 4 个 A 表示 $X(t-n)$ 和 $Y(t-n)$ 的系数,p 称为 AR 模型的阶数,表示用 t 时刻之前的多少个时刻的值来预测当前 t 时刻的值,$\varepsilon_{XY,1}$ 和 $\varepsilon_{XY,2}$ 表示预测误差。

从上述公式可以看出,在双变量 AR 模型中,对每一个变量当前值的预测同时需要两个变量的过去值,比如说对 $X(t)$ 的预测需要 $X(t-n)$ 和 $Y(t-n)$ 分别乘以相应的系数。

三、多变量 AR 模型

当变量的数量大于 2 时,同样可以构建 AR 模型,称之为多变量 AR(multivariate AR, MVAR)模型。为简便起见,我们这里以 3 个变量为例来说明 MVAR 模型,更多变量的 AR 模型,读者可以自行推导。

对于 3 个变量 X、Y、Z,其 MVAR 模型可以用如下公式来表示:

$$X(t) = \sum_{n=1}^{p} A_{11,n} \times X(t-n) + \sum_{n=1}^{p} A_{12,n} \times Y(t-n) + \sum_{n=1}^{p} A_{13,n} \times Z(t-n) + \varepsilon_{XYZ,1}$$
$$\tag{6-4}$$

$$Y(t) = \sum_{n=1}^{p} A_{21,n} \times Y(t-n) + \sum_{n=1}^{p} A_{22,n} \times X(t-n) + \sum_{n=1}^{p} A_{23,n} \times Z(t-n) + \varepsilon_{XYZ,2}$$
$$\tag{6-5}$$

$$Z(t) = \sum_{n=1}^{p} A_{31,n} \times Z(t-n) + \sum_{n=1}^{p} A_{32,n} \times X(t-n) + \sum_{n=1}^{p} A_{33,n} \times Y(t-n) + \varepsilon_{XYZ,3}$$
$$\tag{6-6}$$

公式中变量含义与双变量 AR 模型类似,这里不再赘述。

对于更多变量如 k 个通道(变量),其 MVAR 模型可以用以下更为一般的公式来描述:

$$M(t) = \sum_{n=1}^{p} A(n)M(t-n) + E(t) \tag{6-7}$$

其中 $M(t) = [M_1(t), M_2(t), M_3(t), \cdots, M_k(t)]^T$ 表示 k 个通道在 t 时刻的值组成的向量,$E(t) = [E_1(t), E_2(t), \cdots, E_k(t)]^T$ 表示 k 个白噪声在 t 时刻的值组成的向量,而 A 是一个 $k \times k$ 的二维矩阵,表示 AR 模型的系数矩阵,其他参数如前所述。

四、AR 模型系数和模型阶数求解

在上述 AR 模型中,最关键的待求解参数是模型系数矩阵 A 和模型阶数 p。对于 AR 模型系数,目前有很多算法可以进行估计,如 ARFIT 算法[2],LWR(Levinson-Wiggins-Robinson)算法[3],卡尔曼滤波(Kalman filter)等[4],当然还有一些其他的算法[5]。关于这些算法的具体原理,不在本书的研究内容范围,感兴趣的读者可以自行查找原始文献进行研究。

关于 AR 模型的阶数 p,常用 4 种方法进行估计,具体如下:

(1)AIC(Akaike Information Criterion)

$$AIC(p) = \ln(\det(V)) + \frac{2pk^2}{N} \tag{6-8}$$

(2)BIC/SBC(Bayesian information criterion/Schwarz Bayes Criterion)

$$BIC(p) = \ln(\det(V)) + \frac{\ln(N)pk^2}{N} \tag{6-9}$$

(3)HQ(Hannan-Quinn Criterion)

$$HQ(p) = \ln(\det(V)) + \frac{2\ln(\ln(N))pk^2}{N} \tag{6-10}$$

(4)FPE(Akaike FinalPrediction Error)

$$\ln(FPE(p)) = \ln(\det(V)) + k\ln\left(\frac{N+kp+1}{N-kp+1}\right) \tag{6-11}$$

其中 V 表示预测误差 $E(t)$ 的协方差矩阵,$\det(V)$ 表示协方差矩阵的行列式,k 表示通道数目,N 表示总的数据样本点数,$\ln$ 表示自然对数。

从上述公式可以看出,上述 4 种估计 AR 模型阶数 p 的方法中都包括 2 项,第一项是关于误差协方差矩阵行列式的函数,第二项是关于通道数 k、模型阶数 p、样本点数 N 的函数。4 种指标都是关于模型阶数 p 的函数,在实际应用中一般把模型阶数 p 取一定的范围,进而得到 4 种指标关于 p 的曲线,而最优的模型阶数 p 一般是每种指标达到最小值对应的 p 值。

在这 4 种方法中,AIC 和 BIC 在脑电中应用最为广泛。此外,需要注意的是,对于同样的数据,4 种方法得到的最优模型阶数 p 有时候并不一致。

第二节　时域格兰杰因果连接

一、定义

我们以两个变量为例来说明如何计算时域格兰杰因果连接(time-domain granger

causality,tGC),后面扩展到多变量的情况。

假设有两个变量 X 和 Y,可以分别构建 X 和 Y 的单变量 AR 模型,如公式 6-1 所示,同时也可以构建其双变量 AR 模型,如公式 6-2 和 6-3 所示。对于变量 X 来说,公式 6-1 表示仅仅用 X 自身的过去值来预测 t 时刻的值 X(t),而公式 6-2 表示除了利用 X 自身的过去值外,还利用了另一个变量 Y 的过去值来预测 t 时刻的值 X(t)。根据格兰杰因果理论,如果变量 Y 的过去值的加入有助于 X(t) 的预测,即公式 6-2 中的误差 $\varepsilon_{XY,1}$ 相比于公式 6-1 中的误差 ε_X 降低,那么就认为变量 Y 是"因"而 X 是"果",或者说 Y 可以引起 X 的因果变化。

上述就是格兰杰因果理论的核心概念,但上述也仅仅是概念上的阐述,为了能够定量表征 Y 引起 X 的因果变化究竟是多少,可以采用两个误差 $\varepsilon_{XY,1}$ 和 ε_X 的相对大小来表示,具体如下公式所示:

$$tGC_{Y \to X} = \ln \frac{\mathrm{Var}(\varepsilon_X)}{\mathrm{Var}(\varepsilon_{XY,1})} \qquad (6-12)$$

其中 $tGC_{Y \to X}$ 表示变量 Y 到 X 方向的格兰杰因果连接值,$\mathrm{Var}(\varepsilon_X)$ 表示误差 ε_X 的方差,$\mathrm{Var}(\varepsilon_{XY,1})$ 表示误差 $\varepsilon_{XY,1}$ 的方差,ln 表示自然对数。

从公式 6-12 可以看出,变量 Y 到 X 方向的格兰杰因果连接等同于单变量 AR 模型中的预测误差的方差与双变量 AR 模型中的预测误差方差的比值。如果变量 Y 对 X 当前值 X(t) 的预测完全没有帮助,那么 $Var(\varepsilon_X)$ 就会近似等于 $Var(\varepsilon_{XY,1})$,即 ln(1)=0,即 Y 到 X 方向的格兰杰因果连接值等于 0;如果变量 Y 有助于 X 当前值 X(t) 的预测,那么 $Var(\varepsilon_X)$ 就会大于 $Var(\varepsilon_{XY,1})$,即 ln(>1)=a(a>0),并且 Y 越有助于 X 的预测,a 值越大。

类似的,对于 X 到 Y 的格兰杰因果连接,可以用如下公式表示:

$$tGC_{X \to Y} = \ln \frac{\mathrm{Var}(\varepsilon_Y)}{\mathrm{Var}(\varepsilon_{XY,2})} \qquad (6-13)$$

其中 ε_Y 表示构建变量 Y 的单变量 AR 模型得到的预测误差,类似于公式 6-1,其他变量的含义可以参考公式 6-12,这里不再重复说明。

上述格兰杰因果的定义以双变量 AR 模型为例,当然格兰杰因果的定义可以扩展到 MVAR 模型。这里,我们以 3 个变量为例进行说明,更一般的形式读者可以自行推导。

对于 X、Y、Z 三个变量,可以构建出其 MVAR 模型,具体如上面公式 6-4、6-5、6-6 所示。假设我们研究变量 Z 对 X 和 Y 的格兰杰因果连接,如果在公式 6-4、6-5、6-6 所示中忽略变量 Z,则可以得到 X、Y 的双变量 AR 模型,如公式 6-2 和 6-3 所示。此时,可以定义如下格兰杰因果连接:

$$tGC_{Z \to X|Y} = \ln \frac{\mathrm{Var}(\varepsilon_{XY,1})}{\mathrm{Var}(\varepsilon_{XYZ,1})} \qquad (6-14)$$

$$tGC_{Z \to Y|X} = \ln \frac{\mathrm{Var}(\varepsilon_{XY,2})}{\mathrm{Var}(\varepsilon_{XYZ,2})} \qquad (6-15)$$

$tGC_{Z \to X|Y}$ 表示在 Y 的条件下 Z 到 X 方向的格兰杰因果连接,称为条件时域格兰杰因果连接(conditional time-domain granger causality,ctGC),$tGC_{Z \to Y|X}$ 表示在 X 的条件下 Z 到

Y 方向的格兰杰因果连接。同理,也可以推导出其他变量之间格兰杰因果连接如 $tGC_{Y\to X|Z}$ 等。

此外,对于计算得到的时域格兰杰因果连接,需要进一步检验其是否显著不同于 0,这里可以采用 F 检验进行[6]。

二、基于 Matlab 计算时域格兰杰因果连接

我们采用开源工具包 GCCA 说明如何计算时域格兰杰因果连接,关于 GCCA 工具包的介绍、说明、下载和安装请参考文献[6]。

首先以工具包自带的仿真数据为例说明时域格兰杰因果的计算。采用仿真数据的优点是可以预先知道变量之间的有向连接,进而可以用于算法的验证。该仿真数据实际上来源于文献[7],其包含 5 个通道,不同通道之间的有向连接如图 6-1 所示。

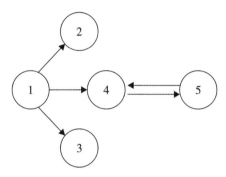

图 6-1　仿真数据中 5 个通道之间的有向连接

采用 GCCA 工具包计算时域格兰杰因果连接的流程:产生仿真数据、对数据进行去趋势和归一化、基于 AIC 或 BIC 算法寻找最优模型阶数 p、计算时域格兰杰因果并进行 F检验、保留经过 F 检验的格兰杰因果连接值。每一步都可以直接调用相应函数,具体代码如下所示(代码见本书附带资料:Code6_1.m):

```
clear
clc
% 得到仿真数据
X = cca_testData(2000,1);%2000 个样本点
nvar = size(X,1);%通道数
%% 去趋势和归一化
X = cca_detrend(X);
X = cca_rm_temporalmean(X,1);
%% 寻找最优的模型阶数 p
[bic,aic] = cca_find_model_order(X,2,12);
disp(['best model order by Bayesian Information Criterion = ',num2str(bic)]);
disp(['best model order by Aikaike Information Criterion = ',num2str(aic)]);
```

```
%%计算时域格兰杰因果,采用AIC标准估计的最优模型阶数
ret = cca_granger_regress(X,aic,1);%参数1表示进行F检验
%保留经过F检验的格兰杰因果连接值
PVAL=0.01;
[PR,q] = cca_findsignificance(ret,PVAL,1);
GC = ret.gc;
%GC2是F检验的格兰杰因果连接值
GC2 = GC.*PR;
figure(6)
for i=1:5
    for j=1:5
    subplot(5,5,(i-1)*5+j)
stem(GC2(i,j))
    end
end
```

计算的结果如图6-2所示,图中每一列表示一个通道,每一行也表示一个通道,方向是从列通道到行通道。可以看到,计算的结果与图6-1一致。

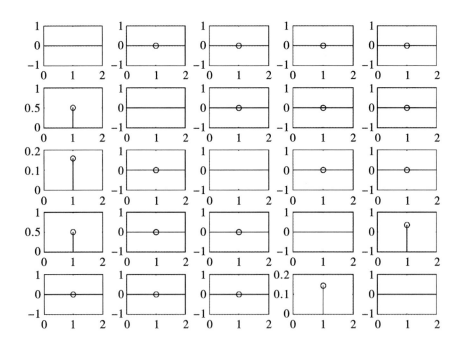

图6-2　基于仿真数据的时域格兰杰因果结果

接下来,以实际脑电数据为例计算时域格兰杰因果连接。为简便起见,这里选取脑电的前5个通道,数据同样截取2000个样本点,计算结果如图6-3所示(代码见本书附

带资料:Code6_2.m):

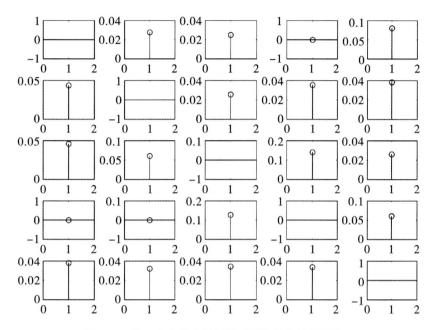

图6-3　基于真实脑电数据的时域格兰杰因果结果

第三节　频域格兰杰因果连接

一、定义

对于上述时域形式的 MVAR 模型,可以对其进行傅里叶变换,得到 MVAR 频域的表达式,针对公式6-7所示的一般形式的 MVAR 模型,其频域表达式如下公式所示:

$$M(f) = H(f)E(f) \tag{6-16}$$

其中 $M(f) = [M_1(f), M_2(f), M_3(f), \cdots, M_k(f)]^T$, $E(f) = [E_1(f), E_2(f), \cdots, E_k(f)]^T$, 而 $H(f) = A(f)^{-1}$,称为传递矩阵(transfer matrix),$H(f)$ 和 $A(f)$ 都是 $k \times k$ 的二维矩阵,$A(f)$ 表示 AR 模型系数矩阵的频域表达式,其元素值可以用如下公式表示:

$$A_{ij}(f) = \delta_{ij}(f) - \sum_{n=1}^{p} A_{ij}(n)\, e^{(-i2\pi fn)} \tag{6-17}$$

其中 $\delta_{ij}(f) = 0$(i 等于 j 时)或者 1(i 不等于 j 时)。

由此可以得到 k 个变量的波谱矩阵 $S(f)$:

$$S(f) = M(f)M^*(f) = H(f) \ni H^*(f) \tag{6-18}$$

其中 * 表示矩阵转置与复共轭，∃ 表示误差的协方差矩阵。

对于双变量 AR 模型，可以推导出其频域格兰杰因果连接（frequency-domain granger causality，fGC）的表达式[8-10]：

$$fGC_{j \to i}(f) = -\ln\left(1 - \frac{(\exists_{jj} - (\frac{\exists_{ij}^2}{\exists_{ii}}))|H_{ij}|^2}{S_{jj}(f)}\right) \quad (6\text{-}19)$$

需要注意的是，上述公式 6-19 所定义的频域格兰杰因果仅适用于双变量 AR 模型。为了把频域格兰杰因果连接从双变量扩展到多变量，研究者提出了条件频域格兰杰因果连接（conditional frequency-domain granger causality，cfGC）[11]，类似于公式 6-15 所示的条件时域格兰杰因果连接。双变量格兰杰因果最大的问题是会产生很多虚假连接，而多变量格兰杰因果可以很好去除这些虚假连接。

对于频域格兰杰因果连接（包括后面的 PDC 和 DTF），可以采用多种方法统计其是否与 0 或者基线值显著不同，这些统计方法包括渐近分析检验（asymptotic analytic test）[12]，Bootstrap 重采样[13]，相位随机化（phase randomization）[14,15]等。

二、基于 Matlab 计算频域格兰杰因果连接

我们采用 GCCA 工具包计算频域格兰杰因果连接，首先以自带仿真数据（如图 6-1 所示）为例说明频域格兰杰因果的计算。采用 GCCA 工具包计算频域格兰杰因果连接的流程如下：产生仿真数据、对数据进行去趋势和归一化、基于 AIC 或 BIC 算法寻找最优模型阶数 p、计算频域格兰杰因果。每一步都可以直接调用相应函数，具体代码如下所示（代码见本书附带资料：Code6_3.m）：

```
clear
clc
% 得到仿真数据
X = cca_testData(2000,1);% 2000 个样本点
nvar = size(X,1);% 通道数
%% 去趋势和归一化
X = cca_detrend(X);
X = cca_rm_temporalmean(X,1);
%% 寻找最优的模型阶数 p
[bic,aic] = cca_find_model_order(X,2,12);
disp(['best model order by Bayesian Information Criterion = ',num2str(bic)]);
disp(['best model order by Aikaike Information Criterion = ',num2str(aic)]);
%% 计算频域格兰杰因果
Fs=500;% 采样率
freqs=[1:100];% 频率范围
N=size(X,2);% 样本点
[GW,COH,pp]=cca_pwcausal(X,1,N,aic,Fs,freqs);
```

```
figure(7)
for i=1:5
    for j=1:5
    subplot(5,5,(i-1)*5+j)
    plot(freqs,squeeze(GW(i,j,:)))
    set(gca,'FontSize',14);
axis([1 100 0 4])
    end
end
```

结果如图 6-4 所示,每幅图的横坐标是频率,纵坐标是格兰杰因果连接值,每一列和每一行都是表示一个通道。从结果可以看出,在采用双变量频域格兰杰因果计算时会产生很多虚假连接。

MVGC 工具包[11]采用多变量频域格兰杰因果即条件频域格兰杰因果的方法,正如前面所述,多变量格兰杰因果可以很好去除这些虚假连接。关于 MVGC 工具包介绍、下载和安装请参考文献[11]。为向读者清晰地展示上述结论,我们采用 MVGC 工具包对该仿真数据重新进行计算,代码请见本书附带资料 Code6_4.m,结果如图 6-5 所示。与图 6-4 相比,多变量格兰杰因果可以很好地消除虚假连接,真实地反映导联之间的连接关系,结果与图 6-1 一致。

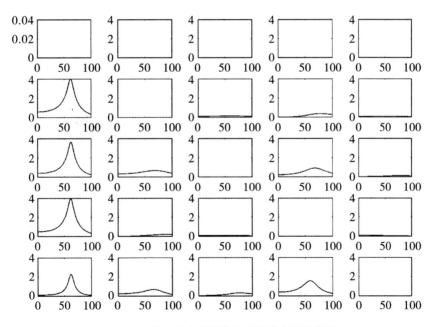

图 6-4　基于仿真数据的频域格兰杰因果结果

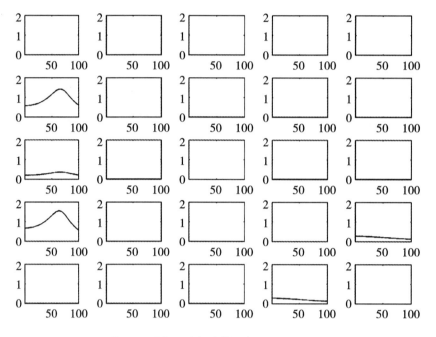

图 6-5 使用 MVGC 工具包计算仿真数据的频域格兰杰因果

第四节 有向传递函数

一、定义

有向传递函数(directed transfer function,DTF)是在经典格兰杰因果理论的基础上提出的一种基于 MVAR 模型的有向连接指标,目前已广泛应用于多通道脑电信号有向连接的度量。DTF 指标主要基于 MVAR 模型的传递函数 $H(f) = A(f)^{-1}$(公式 6-16、6-17),具体定义如下所示[16]:

$$DTF_{j \to i}(f) = \frac{H_{ij}(f)}{\sqrt{\sum_{j=1}^{k} |H_{ij}(f)|^2}} \qquad (6-20)$$

其中 $DTF_{j \to i}(f)$ 表示通道 j 到通道 i 在频率 f 处的 DTF 有向连接,k 表示通道数。DTF 的值处于 0 到 1 之间,值越大表明相应的信息流或有向连接越强。

二、基于 Matlab 计算 DTF

目前有很多基于 Matlab 的计算 DTF 的开源工具包供研究者使用,如 SIFT[17]、eConnectome[18]、HERMES[19]、FieldTrip[20] 等。

这里,我们分别用 HERMES 和 SIFT 两个工具包进行 DTF 的计算,一方面给读者展示尽可能多的工具包的使用方法,另一方面也便于读者对比不同工具包计算结果的差异。

为了与前面保持一致以及增加可比性,数据仍然采用上述的仿真数据(见图 6-1),截取 5000 个样本点,采样率为 500 Hz,数据存储成 . mat 格式或者 . set 格式(见本书附带资料:SimulationData. mat 和 SimulationData. set)。

(一)HERMES 工具包计算 DTF

关于 HERMES 工具包的介绍、下载和安装请参看文献[19]①。

(1) HERMES 工具包在 Matlab 中安装成功之后,在 Matlab 命令窗口中输入"HERMES"即可打开工具包主界面,如图 6-6 所示。

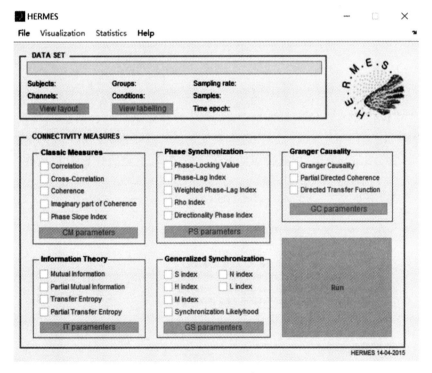

图 6-6　HERMES 主界面

(2)通过 File—Create new project 新建一个工程,给工程命名为 Simulationdata,如图 6-7 所示。

---

① https://hermes. med. ucm. es/.

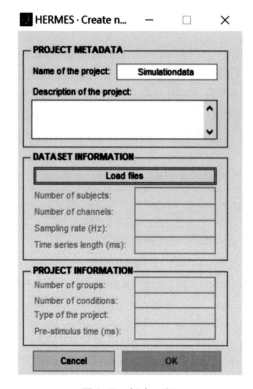

图6-7　新建工程

（3）通过 Load files 选择 SimulationData. mat，选择数据之后会跳出填写采样率的窗口，输入"500"，点击 OK。接下来会让选择数据通道的导联方式（见图6-8），由于我们采用的是5个通道的仿真数据，没有特定的电极导联方式，这里直接点击 Cancel。

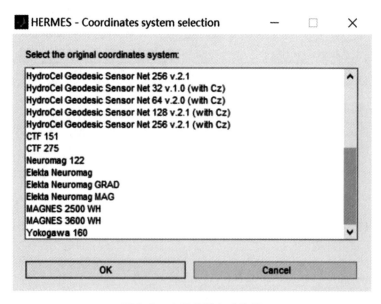

图6-8　电极导联方式选择

（4）此时会再次确认上述电极导联方式的选择是否正确，这里直接点击 Yes，如图 6-9 所示。

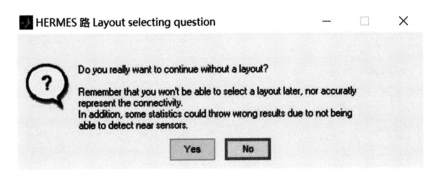

图6-9　电极导联方式的确认

（5）此时，会出现以下界面并展示出数据的被试数、导联数、采样率等信息，如图 6-10 所示。

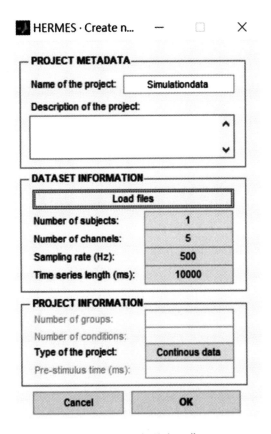

图6-10　数据信息预览

（6）上述点击 OK 之后会回到 HERMES 的主界面，此时选中界面中的 Directed Transfer Function 指标，并点击 GC parameters 进行 AR 模型阶数的估计。通过点击 For PDC and DTF 下面的 Estimate，可以看到软件估计出来的最优模型阶数是 2，具体如图 6-11 所示。

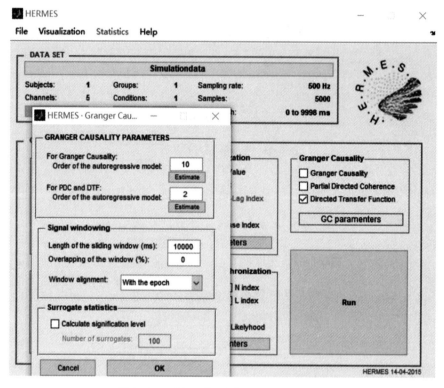

图 6-11　选择 DTF 指标并估计模型阶数

（7）上述点击 OK，并点击软件主界面的 RUN 即可进行 DTF 的计算。计算完之后，选择 File—Export calculated indexes，选中计算的 DTF 指标，此时可以把计算的指标存储成 mat 格式或者直接输出到 Matlab 的 workspace。这里选择直接输出到 Matlab 的 workspace 中，如图 6-12 所示。

（8）在 Matlab 的 workspace 中会得到一个 indexes 的结构体，可以通过代码把 DTF 结果绘制出来（代码见本书附带资料：Code6_5.m），结果如图 6-13 所示。

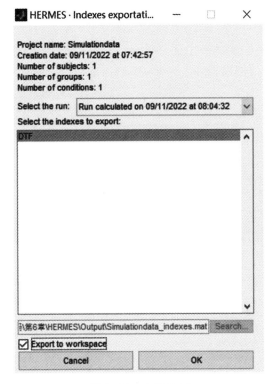

图 6-12 存储结果

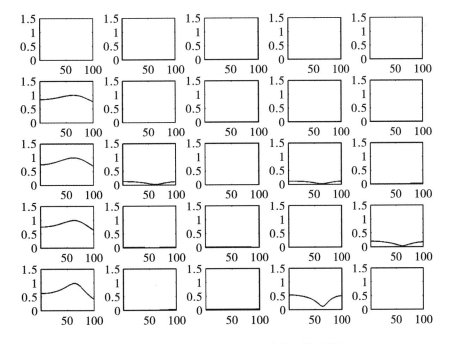

图 6-13 采用 HERMES 工具包得到的 DTF

（二）SIFT 工具包计算 DTF

SIFT 工具包是 EEGLAB 的一个插件，因此其使用的数据格式为 EEGLAB 的 .set 格式，在使用 SIFT 之前需要把数据导入到 EEGLAB 中。关于 SIFT 工具包的介绍、下载和安装请参考文献[17]①。

（1）选择 EEGLAB 界面 Tools—SIFT—Pre-processing 界面，对数据进行预处理，对于本例仿真数据可以按如图 6-14 进行参数设置，并点击 OK。

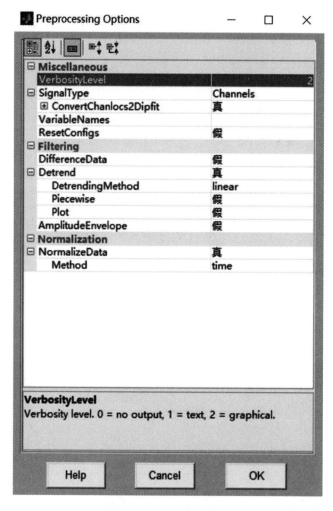

图 6-14　SIFT 预处理

（2）接下来进行模型阶数的选择，选择 EEGLAB 的 Tools—SIFT—Model fitting and

---

① 　https://github.com/sccn/SIFT/wiki.

validation—Model Order Selection 界面,对于本例仿真数据可以按图6-15进行参数设置,并点击 OK。

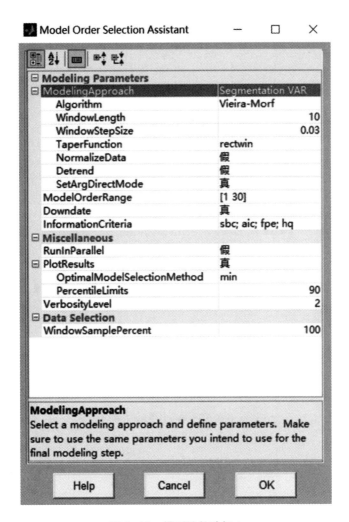

图6-15　模型阶数选择1

　　之后在弹出的提示界面中再次点击 OK,接着会出现如下模型阶数选择的窗口,如图6-16所示,从图中可以看出几种方法估算出来的最优参数都是3。

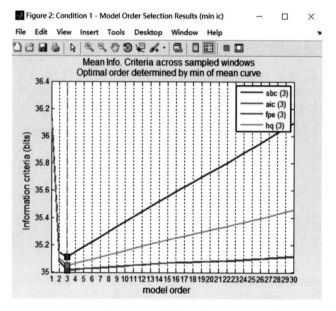

图6-16　模型阶数选择2

（3）接着进行MVAR模型的拟合，选择EEGLAB的Tools—SIFT—Model fitting and validation—Fit AMVAR Model界面，对于本例仿真数据可以按图6-17进行参数设置，并点击OK。

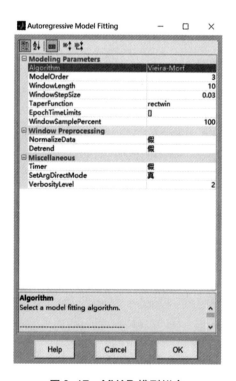

图6-17　MVAR模型拟合

（4）模型拟合之后需要对其性能进行评估，选择 EEGLAB 的 Tools—SIFT—Model fitting and validation—Validate model 界面，对于本例仿真数据可以按图 6-18 进行参数设置，并点击 OK。

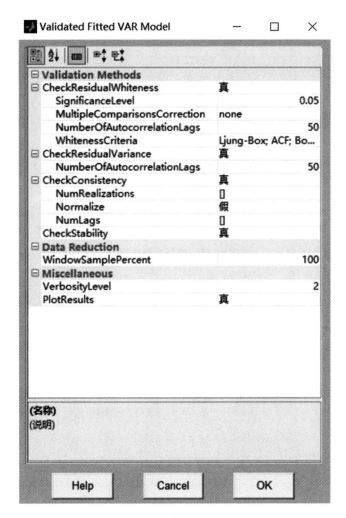

图 6-18　模型评估 1

可以看到，模型的一致性和稳定性都非常好，如图 6-19 所示。

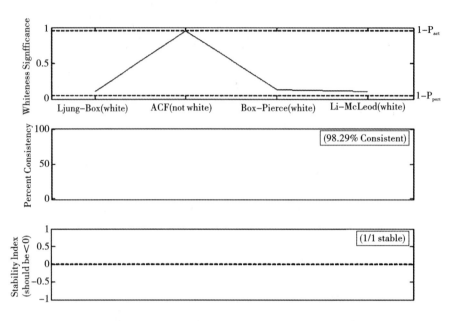

图 6-19　模型评估 2

（5）最后进行 DTF 的计算，选择 EEGLAB 的 Tools—SIFT—Connectivity 界面，在 ConnectivityMeasures 中选择 nDTF，当然这里面有很多其他的指标可以选择，可按图 6-20 进行参数设置，并点击 OK。

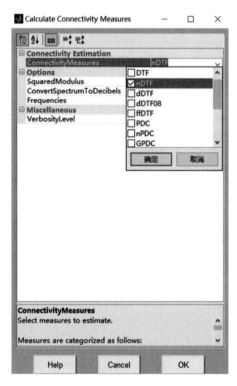

图 6-20　计算 DTF 指标

（6）计算的结果存储在 Matlab 的 EEG 结构体中（EEG. CAT. Conn 中），可以通过代码绘制不同通道之间的 DTF（代码见本书附带资料：Code6_6. m），结果如图 6-21 所示。

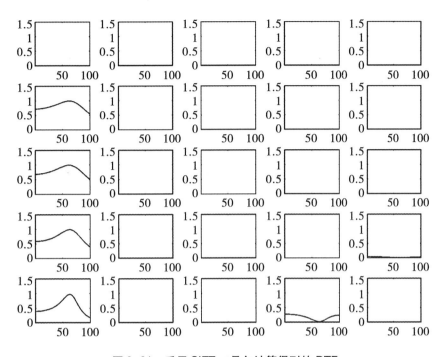

图 6-21　采用 SIFT 工具包计算得到的 DTF

（三）小结

（1）DTF 指标不能区别直接连接和间接连接。例如从第 1 通道到第 4 通道有连接，第 4 到第 5 通道有连接，而第 1 到第 5 通道没有直接连接（只有间接连接），但是 DTF 结果显示第 1 通道到第 5 通道之间有连接。

（2）对比 HERMES 和 SIFT 两个工具包，不论是模型阶数的估计（HERMES 估计的模型阶数是 2，SIFT 估计的是 3），还是计算的 DTF 结果（HERMES 的 DTF 结果中有虚假连接），SIFT 工具包都表现更加良好。

第五节　部分有向相干

一、定义

与 DTF 类似，部分有向相干（partial directed coherence，PDC）也是一种基于 MVAR 模型的有向连接指标，PDC 指标主要基于 MVAR 模型的系数矩阵 A（f）来定义，具体如下所示[7]：

$$PDC_{j \to i}(f) = \frac{A_{ij}(f)}{\sqrt{\sum_{i=1}^{k} |A_{ij}(f)|^2}} \qquad (6-21)$$

其中 $PDC_{j \to i}(f)$ 表示通道 j 到通道 i 在频率 f 处的 PDC 有向连接，k 表示通道数。PDC 的值处于 0 到 1 之间，值越大表明相应的信息流或有向连接越强。

二、基于 Matlab 计算 PDC

与 DTF 类似，这里同样分别用 HERMES 和 SIFT 两个工具包进行 PDC 的计算。

（一）HERMES 计算 PDC

计算过程可以参考前面"HERMES 工具包计算 DTF"部分，这里不再赘述，结果如图 6-22 所示。

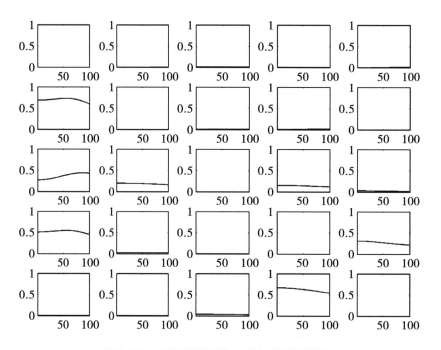

图 6-22　采用 HERMES 工具包得到的 PDC

（二）SIFT 计算 PDC

计算过程可以参考前面"SIFT 工具包计算 DTF"部分，这里不再赘述，结果如图 6-23 所示。

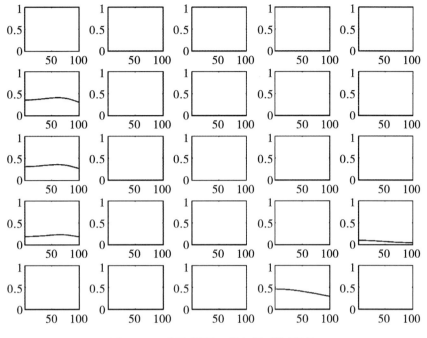

图 6-23　采用 SIFT 工具包得到的 PDC

（三）小结

（1）PDC 可以区分直接连接和间接连接，而 DTF 指标不能。例如从第 1 通道到第 4 通道有连接，第 4 到第 5 通道有连接，而第 1 到第 5 通道没有直接连接（只有间接连接），PDC 结果显示第 1 到第 5 通道之间没有连接，而 DTF 显示出第 1 通道到第 5 通道之间有连接。

（2）对比 HERMES 和 SIFT 两个工具包，不论是 PDC 还是 DTF 指标的计算，SIFT 工具包都表现更加良好。

第六节　其他基于格兰杰因果的有向连接

除了上述应用最广泛的 DTF 和 PDC 外，这两个指标还有很多变形，本节对此进行简要汇总。

一、非归一化 DTF（nonnormalized DTF，nnDTF）

如公式 6-20 所定义的 DTF 称之为归一化的 DTF，其取值范围为 0 到 1 之间。非归

一化 DTF 定义为[21]:

$$nnDTF_{j\rightarrow i}(f) = \mid H_{ij}(f) \mid \tag{6-22}$$

二、全频 DTF(full frequency DTF,ffDTF)

全频 DTF 与归一化 DTF(公式 6-20)紧密相关,实际上是在归一化 DTF 公式的分母中加上对全频段的求和,定义如下所示[22]:

$$ffDTF_{j\rightarrow i}(f) = \frac{H_{ij}(f)}{\sqrt{\sum_f \sum_{j=1}^{k} \mid H_{ij}(f) \mid^2}} \tag{6-23}$$

三、直接 DTF(direct DTF,dDTF)

如前面 DTF 和 PDC 的对比研究可以看出,DTF 不能区分直接和间接有向连接,而直接 DTF 与 PDC 类似,可以区分直接和间接有向连接,其定义如下[22]:

$$dDTF_{j\rightarrow i}(f) = ffDTF_{j\rightarrow i}(f) \times C_{ij}(f) \tag{6-24}$$

其中 $C_{ij}(f)$ 定义如下:

$$C_{ij}(f) = \frac{S_{ij}^{-1}(f)}{\sqrt{S_{ii}^{-1}(f) \times S_{jj}^{-1}(f)}} \tag{6-25}$$

其中 $S_{ij}(f)$ 表示 $S(f)$ 的元素,$S(f)$ 的定义如公式 6-18 所示。

四、广义 PDC(generalized PDC,gPDC)

gPDC 是对 PDC 的一种修正,其可以抵消不同通道信号的噪声方差的影响,在原有 PDC 公式中加入了噪声方差(即噪声协方差矩阵的对角线元素),定义如下所示[23]:

$$gPDC_{j\rightarrow i}(f) = \frac{\frac{1}{\beth_{ii}} A_{ij}(f)}{\sqrt{\sum_{i=1}^{k} \frac{1}{\beth_{ii}^2} \mid A_{ij}(f) \mid^2}} \tag{6-26}$$

五、有向相干(directed coherence,DC)

有向相干 DC 是 DTF 的一种修正版本,其可以抵消不同通道信号的噪声方差的影响(类似于 gPDC),在原有 DTF 公式中加入了噪声方差(即噪声协方差矩阵的对角线元素),其定义如下[24]:

$$DC_{j\rightarrow i}(f) = \frac{\beth_{jj} H_{ij}(f)}{\sqrt{\sum_{j=1}^{k} \beth_{jj}^2 \mid H_{ij}(f) \mid^2}} \tag{6-27}$$

六、全频有向相干(full frequency DC,ffDC)

全频 DC 与 DC(公式 6-27)紧密相关,实际上是在 DC 公式的分母中加上对全频段

的求和,定义如下所示:

$$ffDC_{j \to i}(f) = \frac{\exists_{jj} H_{ij}(f)}{\sqrt{\sum_f \sum_{j=1}^{k} \exists_{jj}^2 \mid H_{ij}(f) \mid^2}} \tag{6-28}$$

七、直接有向相干(direct DC,dDC)

直接有向相干 dDC 是 dDTF 的一种修正版本,其同样用于抵消不同通道信号的噪声方差的影响,定义如下:

$$dDC_{j \to i}(f) = ffDC_{j \to i}(f) \times C_{ij}(f) \tag{6-29}$$

八、加权 PDC(weighted PDC,wPDC)

wPDC 是在原有 PDC 的基础上乘以信号的功率谱密度,如下公式所示[25]:

$$wPDC_{j \to i}(f) = \frac{A_{ij}(f)}{\sqrt{\sum_{i=1}^{k} \mid A_{ij}(f) \mid^2}} S_{jj}(f) \tag{6-30}$$

第七节　基于格兰杰因果的有向连接工具包汇总

由于基于格兰杰因果的有向连接的计算涉及高级的信号处理知识并且计算步骤复杂,对于初步接触或没有信号处理和编程背景的读者来说有一定难度。幸运的是目前学术界有不少免费开源的工具包供研究者使用,这极大地促进了这些非常复杂的算法在各个研究领域的广泛应用。同时,即使是初学者也能够经过简单的学习把这些算法快速应用于自己的研究。为便于读者查找工具包,笔者对此进行汇总,见表6-1。

表6-1　基于格兰杰因果的有向连接工具包汇总

序号	工具包名字	有向连接指标	参考文献
1	SIFT	频域格兰杰因果、DTF、dDTF、ffDTF、nnDTF、PDC、gPDC 等	17
2	HERMES	频域格兰杰因果、DTF、PDC	19
3	eConnectome	DTF、时变 DTF	18
4	GCCA	时域和频域格兰杰因果	6
5	MVGC	时域和频域格兰杰因果	11
6	BSMART	频域格兰杰因果	26

续表 6-1

序号	工具包名字	有向连接指标	参考文献
7	TSA	频域格兰杰因果、DTF、dDTF、ffDTF、nnDTF、PDC、gPDC 等	①
8	FieldTrip	频域格兰杰因果、DTF、PDC 等	20
9	Brainstorm	时域和频域格兰杰因果	27
10	BrainNetVis	PDC	28
11	MULAN	频域格兰杰因果、DTF、dDTF、ffDTF、nnDTF、PDC、gPDC 等	29

第八节 基于格兰杰因果的有向连接应用举例

有向连接是一种因果推断的方法,可以得出"谁是因谁是果,谁是源(source)谁是汇(sink)"之类的具有方向性的推论,这在脑功能研究中至关重要。因为在大脑执行认知任务的过程中,研究者往往想知道哪些脑区处于"控制"地位,哪些脑区处于"被控制"地位,而有向连接这种因果推断方法非常适合于这类问题的研究。从有向连接的角度来解释的话,那些处于"控制"地位的脑区是"源(source)",而"被控制"的脑区是"汇(sink)"。

脑电数据是多通道信号,因此基于 MVAR 模型的有向连接如 DTF、PDC 在脑电研究中得到了广泛的应用。这里列举一些典型的文献研究,使读者对这些指标的具体应用场景和领域有一个初步的了解。

M. Boenstrup 等研究者[30]利用 DTF 指标研究不同复杂程度手指运动任务时,额-中脑区(FCZ/CZ)与初级运动皮层(C3 或者 C4)之间的信息传递,结果发现,随着手指运动复杂度的增加,额-中脑区到左侧初级运动皮层的信息流也增加,如图 6-24 所示。

Varotto 等研究者[31]利用 PDC 指标研究慢性植物人静息状态下脑区之间的有向连接,结果发现慢性植物人表现出广泛减低的 delta 频段有向连接,而 alpha 频段的额-顶叶之间的有向连接显著增强。

静息态功能磁共振研究发现大脑中存在一个所谓的默认网络(DMN),DMN 中的核心脑区包括后扣带皮层(posterior cingulate cortex,PCC)、内侧颞叶(medial temporal lobes,MTL)等脑区。但这些核心脑区与其他脑区之间有向连接目前并不清楚。Coito 等研究者[32]通过脑电溯源算法得到包括 PCC、MTL 等 80 个皮层脑区,基于 wPDC 分析不同脑区之间的因果连接。结果发现,PCC 脑区在静息态下是最主要的信息源(source/driver),其次是 MTL 脑区。

---

① https://octave.sourceforge.io/tsa/overview.html.

大脑认知是一个快速变化的过程,研究者希望利用时变有向连接来研究在执行认知任务过程中大脑因果网络是如何快速、动态调整的。时变有向连接,如时变 PDC 或 DTF,可以通过滑动窗[33]或者卡尔曼滤波[4]来实现。Blinowska 等研究者[34]利用时变 DTF(滑窗法)研究健康被试在执行连续注意力任务中大脑因果连接的动态变化,发现前额叶和额叶在连续注意力任务中的重要性,他们还把大脑因果连接的动态变化制作成视频,具体可以参考网址①。他们团队利用类似的方法进行了手指运动和手指运动想象[35]②以及传递性推理[36]③等方面的研究。Porcaro 等研究者[37]利用时变 PDC(滑窗法)研究正中神经刺激所有诱发的大脑有向连接的动态变化。Coito 等研究者[38]利用时变 wPDC(卡尔曼滤波)研究癫痫发作时大脑网络的快速变化。

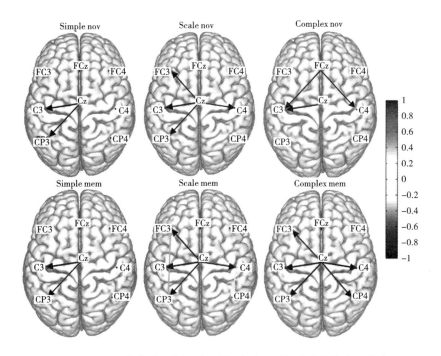

图 6-24　不同复杂度手指运动下额-中脑区到运动皮层的有向连接

此外,基于格兰杰因果的有向连接已在癫痫发作脑区定位(结合颅内 EEG)[39-41],自闭症、抑郁症、精神分裂症、早产儿异常脑连接[42,44,45,46,47],精神分裂症/痴呆辅助诊断(结合机器学习)[43,48]等方面得到了广泛应用。

①　https://www.fuw.edu.pl/~kjbli/CAT_MOV.html.

②　https://www.fuw.edu.pl/~kjbli/DTF_MOV.html.

③　https://www.fuw.edu.pl/~kjbli/Cognitive_MOV.html.

参考资料

[1] GRANGER C W J. Investigating Causal Relations by Econometric Models and Cross-spectral Methods[J]. Econometrica,1969,37(3):424-438. DOI:10.2307/1912791.

[2] SCHNEIDER T, NEUMAIER A. Algorithm 808: ARfit - a MATLAB package for the estimation of parameters and eigenmodes of multivariate autoregressive models[J]. ACM Transactions on Mathematical Software,2000. DOI:10.1145/382043.382316.

[3] MORF M,VIEIRA A,LEE D T L,et al. Recursive multichannel maximum entropy spectral estimation[J]. IEEE Trans. Geosci. Electron, 1978, 16:85-94. DOI:10.1109/tge.1978.294569.

[4] MILDE T, LEISTRITZ L, ASTOLFI L, et al. A new Kalman filter approach for the estimation of high-dimensional time-variant multivariate AR models and its application in analysis of laser-evoked brain potentials[J]. Neuroimage,2010,50(3):960-969. DOI:10.1016/j.neuroimage.2009.12.110.

[5] SCHLÖGL A. A comparison of multivariate autoregressive estimators [J]. Signal Processing,2006,86(9):2426-2429. DOI:10.1016/j.sigpro.2005.11.007.

[6] SETH A K. A MATLAB toolbox for Granger causal connectivity analysis[J]. Journal of Neuroscience Methods, 2010, 186(2):262-273. DOI:10.1016/j.jneumeth.2009.11.020.

[7] BACCALÁ L A,SAMESHIMA K. Partial directed coherence: a new concept in neural structure determination[J]. Biological Cybernetics, 2001, 84(6):463-474. DOI:10.1007/PL00007990.

[8] GEWEKE J. Measurement of linear-dependence and feedback between multiple time series [J]. Journal of the American Statistical Association, 77(378):304-313. DOI:10.2307/2287238.

[9] BROVELLI A,DING M,LEDBERG A,et al. Beta oscillations in a large-scale sensorimotor cortical network:Directional influences revealed by Granger causality[J]. Proceedings of the National Academy of Sciences of the United States of America,2004,101(26):9849-9854. DOI:10.1073/pnas.0308538101.

[10] KAMINSKI M,DING M,TRUCCOLO W A,et al. Evaluating causal relations in neural systems: Granger causality, directed transfer function and statistical assessment of significance [J]. Biological Cybernetics, 2001, 85(2):145-157. DOI:10.1007/s004220000235.

[11] BARNETT L, SETH A K. The MVGC multivariate Granger causality toolbox:A new approach to Granger-causal inference[J]. Journal of Neuroscience Methods,2014,223:50-68. DOI:10.1016/j.jneumeth.2013.10.018.

[12] SCHELTER B,WINTERHALDER M,EICHLER M,et al. Testing for directed influences

among neural signals using partial directed coherence [J]. Journal of Neuroscience Methods,2006,152(1−2):210−219. DOI:10. 1016/j. jneumeth. 2005. 09. 001.

[13]EFRON B,TIBSHIRANI R. Introduction to the bootstrap. Monographs on statistics and applied probability[M]. New York:Chapman & Hall,1994.

[14]ASTOLFI L,CINCOTTI F,MATTIA D,et al. Assessing cortical functional connectivity by linear inverse estimation and directed transfer function:simulations and application to real data[J]. Clin. Neurophysiol. 2005,116:920−932. DOI:10. 1016/j. clinph. 2004. 10. 012

[15]THEILER J,EUBANK S,LONGTIN,et al. Testing for nonlinearity in time series:the method of surrogate data[J]. Physica D Nonlinear Phenomena,1992,58:1−4. DOI:10. 1016/0167−2789(92)90102−S.

[16]KAMINSKI M J,BLINOWSKA K J. A new method of the description of the information flow in the brain structures[J]. Biological Cybernetics,1991,65(3):203−210. DOI:10. 1007/BF00198091.

[17]DELORME A,MULLEN T,KOTHE C,et al. EEGLAB,SIFT,NFT,BCILAB,and ERICA: new tools for advanced EEG processing [J]. Computational Intelligence and Neuroscience,2011,2011(1687−5265):130714. DOI:10. 1155/2011/130714.

[18]HE B,DAI Y,ASTOLFI L,et al. eConnectome:A MATLAB toolbox for mapping and imaging of brain functional connectivity[J]. Journal of Neuroscience Methods,2011,195(2):261−269. DOI:10. 1016/j. jneumeth. 2010. 11. 015.

[19]GUIOMAR NISO,RICARDO BRUÑA,ERNESTO PEREDA,et al. HERMES:towards an integrated toolbox to characterize functional and effective brain connectivity[J]. Neuroinformatics,2013,11(4):405−434. DOI:10. 1007/s12021−013−9186−1.

[20]OOSTENVELD R,FRIES P,MARIS E,et al. FieldTrip:Open Source Software for Advanced Analysis of MEG, EEG, and Invasive Electrophysiological Data [J]. Computational intelligence and neuroscience, 2011, 2011: 156869 − 156869. DOI: 10. 1155/2011/156869.

[21]MACIEJ KAMIŃSKI,DING M,TRUCCOLO W A,et al. Evaluating causal relations in neural systems:Granger causality,directed transfer function and statistical assessment of significance [J]. Biological Cybernetics, 2001, 85 (2): 145 − 157. DOI: 10. 1007/s004220000235.

[22] KORZENIEWSKA A, MAGORZATA MAŃCZAK, MACIEJ KAMINSKI, et al. Determination of information flow direction among brain structures by a modified directed transfer function (dDTF) method[J]. Journal of Neuroscience Methods,2003,125(1−2):195−207. DOI:10. 1016/S0165−0270(03)00052−9.

[23]BACCALA L,SAMESHIMA K,TAKAHASHI D. Generalized partial directed coherence [C]. 15th International Conference on Digital Signal Processing,2007:163−166. DOI: 10. 1109/ICDSP. 2007. 4288544.

[24]BACCALA L,SAMESHIMA K,BALLESTER G,et al. Studying the interaction between brain structures via directed coherence and granger causality[J]. Appl Signal Processing,

1998,5(5):40-48. DOI:10.1007/S005290050005.

[25]PLOMP G,QUAIRIAUX C,MICHEL C M,et al. The physiological plausibility of time-varying Granger-causal modeling:Normalization and weighting by spectral power[J]. Neuroimage,2014,97:206-216. DOI:10.1016/j. neuroimage. 2014.04.016.

[26]A J C,A L X,B S L B,et al. BSMART:AMatlab/C toolbox for analysis of multichannel neural time series[J]. Neural Networks,2008,21(8):1094-1104. DOI:10.1016/j. neunet. 2008.05.007.

[27]TADEL F,BAILLET S,MOSHER J C,et al. Brainstorm:A User-Friendly Application for MEG/EEG Analysis [J]. Computational Intelligence and Neuroscience, 2011, 2011: 879716. DOI:10.1155/2011/879716.

[28]CHRISTODOULOU E G,SAKKALIS V,TSIARAS V,et al. BrainNetVis:An Open-Access Tool to Effectively Quantify and Visualize Brain Networks[J]. Computational Intelligence & Neuroscience,2011,2011(1687-5265):747290. DOI:10.1155/2011/747290.

[29]WANG H E,NAR C G,QUILICHINI P P,et al. A systematic framework for functional connectivity measures [J]. Front Neurosci, 2014, 8: 405. DOI: 10.3389/fnins. 2014.00405.

[30]BOENSTRUP M,FELDHEIM J,HEISE K,et al. The control of complex finger movements by directional information flow between mesial frontocentral areas and the primary motor cortex[J]. European Journal of Neuroscience,2015,40(6):2888-2897. DOI:10.1111/ ejn. 12657.

[31]VAROTTO G,FAZIO P,ROSSI SEBASTIANO D,et al. Altered resting state effective connectivity in long-standing vegetative state patients:An EEG study [J]. Clinical Neurophysiology Official Journal of the International Federation of Clinical Neurophysiology,2014,125(1):63-68. DOI:10.1016/j. clinph. 2013.06.016.

[32] COITO A, MICHEL C M, VULLIEMOZ S, et al. Directed functional connections underlying spontaneous brain activity[J]. Human brain mapping,2019,40(3):879-888. DOI:10.1002/hbm. 24418.

[33]DING M,BRESSLER S L,YANG W,et al. Short-window spectral analysis of cortical event-related potentials by adaptive multivariate autoregressive modeling:data preprocessing,model validation,and variability assessment[J]. Biological Cybernetics, 2000,83(1):35-45. DOI:10.1007/s004229900137.

[34]BLINOWSKA K,KUS R,KAMINSKI M,et al. Transmission of Brain Activity During Cognitive Task[J]. Brain Topography,2010,23(2):205-213. DOI:10.1007/s10548-010-0137-y.

[35]KUŚ R,GINTER J J R,BLINOWSKA K J. Propagation of EEG activity during finger movement and its imagination [J], Acta Neurobiol Exp. 2006, 66 (3): 195-206. PMID:17133951.

[36] A. Brzezicka, M. Kaminski, J. Kaminski. et al. Information transfer during transitive reasoning task[J], Brain Topography,2011,24(1):1-8. DOI:10.1007/s10548-010-

0158-6.

[37] PORCARO C,COPPOLA G,PIERELLI F,et al. Multiple frequency functional connectivity in the hand somatosensory network:an EEG study[J]. Clinical Neurophysiology,2013, 124(6):1216-1224. DOI:10. 1016/j. clinph. 2012. 12. 004.

[38] COITO A,PLOMP G,GENETTI M,et al. Dynamic directed interictal connectivity in left and right temporal lobe epilepsy[J]. Epilepsia,2015,56(2):207-217. DOI:10. 1111/ epi. 12904.

[39] DING L,WORRELL G A,LAGERLUND T D,et al. Ictal source analysis:Localization and imaging of causal interactions in humans[J]. Neuroimage,2007,34(2):575-586. DOI: 10. 1016/j. neuroimage. 2006. 09. 042.

[40] FRANASZCZUK P J,BERGEY G K,KAMIŃSKI M J. Analysis of mesial temporal seizure onset and propagation using the directed transfer function method [J]. Electroencephalography and Clinical Neurophysiology,1994,91(6):413-427. DOI:10. 1016/0013-4694(94)90163-5.

[41] WILKE C,DRONGELEN W V,KOHRMAN M,et al. Identification of epileptogenic foci from causal analysis of ECoG interictal spike activity[J]. Clinical Neurophysiology,2009, 120(8):1449-1456. DOI:10. 1016/j. clinph. 2009. 04. 024.

[42] NOWICKA A,CYGAN H B,TACIKOWSKI P,et al. Name recognition in autism:EEG evidence of altered patterns of brain activity and connectivity[J]. Molecular Autism, 2016,7(1):38. DOI:10. 1186/s13229-016-0102-z.

[43] ZHAO Z,LI J,NIU Y,et al. Classification of Schizophrenia by Combination of Brain Effective and Functional Connectivity[J]. Frontiers in Neuroscience,2021,15. DOI:10. 3389/fnins. 2021. 651439.

[44] SUN Y,LI Y,ZHU Y,et al. Electroencephalographic differences between depressed and control subjects:an aspect of interdependence analysis [J]. Brain Research Bulletin, 2008,76(6):559-564. DOI:10. 1016/j. brainresbull. 2008. 05. 001.

[45] TSIARAS V,SIMOS P G,REZAIE R,et al. Extracting biomarkers of autism from MEG resting-state functional connectivity networks[J]. Computers in Biology and Medicine, 2011,41(12):1166-1177. DOI:10. 1016/j. compbiomed. 2011. 04. 004.

[46] PRZEMYSLAW ADAMCZYK,MIROSLAW WYCZESANY,ARTUR DAREN. Dynamics of impaired humour processing in schizophrenia-An EEG effective connectivity study[J]. Schizophrenia Research,2019,209:113-128. DOI:10. 1016/j. schres. 2019. 05. 008.

[47] SCHUMACHER E M,STIRIS T A,LARSSON P G. Effective connectivity in long-term EEG monitoring in preterm infants[J]. Clinical Neurophysiology,2015,126(12):2261-2268. DOI:10. 1016/j. clinph. 2015. 01. 017.

[48] C WANG,J XU,S ZHAO,et al. Identification of Early Vascular Dementia Patients With EEG Signal [J] IEEE Access, 2019. 7: 68618 - 68627. DOI: 10. 1109/ACCESS. 2019. 2918251.

第七章

基于信息论的功能连接

　　信息论是一门基于概率论和数理统计的应用数学学科,美国数学家克劳德·艾尔伍德·香农(Claude Elwood Shannon)是信息论的奠基人,被称为"信息论之父"。信息论最初主要应用于通信领域,后被扩展到脑科学领域,用于研究大脑中信息的传递。本章从香农熵(Shannon entropy)开始,依次讲解互信息(mutual information, MI)和传递熵(transfer entropy, TE)这两种基于信息论的功能连接指标,并在此基础上给出计算代码或者开源工具包使用教程,便于读者后续实践操作。

第一节　香农熵

一、定义

　　香农熵(Shannon entropy, SE)又称为信息熵,是信息论之父香农(Shannon)于1948年提出的一个概念[1],用于表征事物/事情包含的信息量的大小。简单的说,事件/事物的不确定性越大,则信息量越大,相应的香农熵也就越大;反之,事件/事物的不确定性越小,则信息量越小,香农熵越小。上面只是给出了香农熵的一般描述,希望给读者一个感性认识,接下来我们给出香农熵的严格定义。

　　对于连续的时间序列信号 X,其香农熵的计算公式如下:

$$SE(X) = -\sum_{i=1}^{n} P(x_i) \log_2 [P(x_i)] \tag{7-1}$$

　　其中, $SE(X)$ 表示连续时间序列信号 X 的香农熵,关于 n, $P(x_i)$ 和 x_i 的含义可以看下文的详细阐述。

　　对于连续时间序列信号 X,在计算香农熵时,一般需要对信号先进行"分段"(bin),具体方法如下:假设脑电信号有10 000个数据点,幅值范围是-0.2~0.2 V,我们可以把脑电信号按照幅值分割成 100 个 bin,那么每一个 bin 的幅值范围应该依次是 $[-0.2 - 0.196]$,$[-0.196 -0.192]$,……,$[0.196\ 0.2]$;此时,我们统计脑电信号幅值落在上述各个 bin 内的数据点个数,并除以脑电信号总数据点(这里为 10000)得到各个 bin 的概率。因此,上述公式中,n 指的就是把数据分成了多少个 bin,而不是样本点数,在上述例子中,n=100; x_i 指的是每个 bin,而不是脑电信号的每个数据点,在上述例子中,x_1 指的是 $[-0.2 -0.196]$, x_2 指的是 $[-0.196 -0.192]$,以此类推;相应的, $P(x_i)$ 指的是 x_i 的概率。

二、香农熵的计算

在上述香农熵的计算公式中,最为关键的一个参数是 n,也就是说在计算的过程中把数据分成多少个 bin。n 的取值对计算得到的香农熵影响甚大,这里以实际数据为例,说明 n 对香农熵的影响,结果如图 7-1 所示(代码见本书附带资料:SEdemo. m 和 mySE. m)。从结果可以看出,对于同样的数据,n 与香农熵呈正相关,即随着 n 的增大香农熵也随之增加。

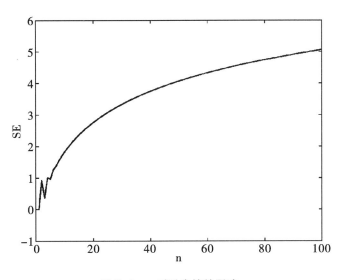

图 7-1　n 对香农熵的影响

图 7-1 的结果表明,n 的选择对于 SE 的计算至关重要。此外,n 的选择也不是随意的,而是有一些准则供研究者参考。最简单实用的一个准则是 Sturges 准则,其依据如下公式给出推荐的 n[2]:

$$n = 1 + \log_2(N) \tag{7-2}$$

其中 N 表示数据点总数。

除了 Sturges 准则,还有 Freedman-Diaconis 准则[3] 和 Scott 准则[4]。其中 Freedman-Diaconis 准则定义的最优 n 如下[3,5]:

$$n = \frac{X_{max} - X_{min}}{2 \times Q \times \sqrt[3]{N}} \qquad (7\text{-}3\mathrm{a})$$

其中 X_{max}、X_{min} 分别表示脑电信号 X 的最大值和最小值,N 表示数据点总数,Q 表示 X 的四分位数范围。

而 Scott 准则定义的最优 n 如下[4,5]:

$$n = \frac{X_{max} - X_{min}}{3.5 \times \mathrm{std}(X) \times \sqrt[3]{N}} \qquad (7\text{-}3\mathrm{b})$$

其中 $\mathrm{std}(X)$ 表示 X 的标准差,其他变量含义如公式 7-3a。

这里以 Sturges 准则为例,计算实例数据通道 1 脑电信号的 SE,代码如下(代码见本书附带资料:SEdemo1. m 和 mySE. m):

```
clear;
clc;
load RestingEEGdemo. mat;
Channel1 = EEG. data(1, :);% 取通道 1 数据
% 以 Sturges 准则计算最优的 n
N = length(Channel1);
n = floor(1+log2(N));
% 计算 SE
SE = mySE(Channel1, n);
disp(['The computed SE is ', num2str(SE)])
```

结果得到的 SE = 2.6192。

第二节 互信息

一、定义

互信息是在香农熵基础上提出的一种功能连接指标,其用来测定一个时间序列信号中包含的关于另一个时间序列信号的信息量大小,或者说是两个时间序列信号中共同的信息量大小。由于 MI 可以同时表征两个时间序列信号的线性和非线性依赖性,因此广泛地应用于脑电功能连接研究中。假设对于两个时间序列信号 X、Y,其 MI 的定义如下[6-8]:

$$MI(X, Y) = \sum_{i,j} P(x_i, y_j) \log_2 \frac{P(x_i, y_j)}{P(x_i) P(y_j)} \qquad (7\text{-}4)$$

其中 $P(x_i)$、$P(y_j)$ 分别表示 X 和 Y 的概率分布,$P(x_i, y_j)$ 表示 X 和 Y 的联合概率分布。

MI 更为简洁的一种定义方式如下所示[5,8]：

$$MI(X,Y) = SE(X) + SE(Y) - SE(X,Y) \tag{7-5}$$

其中 $SE(X)$、$SE(Y)$ 分别表示 X 和 Y 的香农熵，见公式7-1，$SE(X,Y)$ 表示 X 和 Y 的联合香农熵，定义如下：

$$SE(X,Y) = \sum_{i,j} P(x_i,y_j) \, log_2 P(x_i,y_j) \tag{7-6}$$

基于公式 7-4 或 7-5 计算得到的互信息 MI 称为原始的 MI，其取值范围为 $[0 +\infty]$，我们可以对其做归一化，使其计算得到的 MI 值处于 $[0\ 1]$ 之间，归一化的 MI（Normalized MI，NMI）定义如下[6,7]：

$$NMI(X,Y) = \frac{MI(X,Y)}{SE(X) + SE(Y)} \tag{7-7}$$

其中 $SE(X)$、$SE(Y)$ 分别表示 X 和 Y 的香农熵。

二、MI 的计算

MI 的计算可以按照上述公式 7-4 或 7-5 编写代码实现，也可以直接使用现有开源免费工具包如 HERMES[9]、NoLiTiA[10] 等。

这里，分别采用自编写代码和 HERMES 工具包两种方式计算 MI。对于代码，笔者提供一个编写好的计算 MI 的 Matlab 函数以便于读者使用，这个函数是在 Cohen 的代码[5]基础上修改得到。这里基于实例数据（RestingEEGdemo. mat），取第 1 和第 6 两个通道的前 20 s 脑电信号（5000 个样本点）作为示例，计算代码如下（代码见本书附带资料：MIdemo. m 和 myMIfunction. m）：

```
clear;
clc;
load RestingEEGdemo. mat;
Channel1 = EEG. data(1,1:5000);% 取通道 1 数据
Channel6 = EEG. data(6,1:5000);% 取通道 6 数据
% 以 Sturges 准则计算最优的 n
N = length(Channel1);
n = floor(1+log2(N));
% 计算 MI
MI = myMIfunction(Channel1,Channel6,n)
disp(['The computed MI is ',num2str(MI)])
```

结果表明通道 1 和通道 6 之间的 MI = 0.9438。

接下来，采用 HERMES 工具包计算通道 1 和通道 6 之间的 MI。预先把前两个通道的脑电数据存储成 mat 格式（见本书附带资料：RestingEEG2chan. mat）。关于 HERMES 的数据导入等流程可以参考前面章节或者工具包手册，数据导入后的 HERMES 界面如图 7-2 所示。选择 Mutual Information 选项，然后直接点击 RUN 即可，得到的 MI 等于 3.5260。

可以看到,两种方法计算得到的 MI 差异挺大,这可能是由于两种方法设置的 n(即 bin 的数目)不同,在代码中我们使用的是 Sturges 准则计算最优的 n,而 HERMES 中设置 n 的方法在其手册中并没有明确说明。在我们的代码中,当把 n 设置成一个较大的值时,其计算得到的 MI 与 HERMES 得到的 MI 很接近。

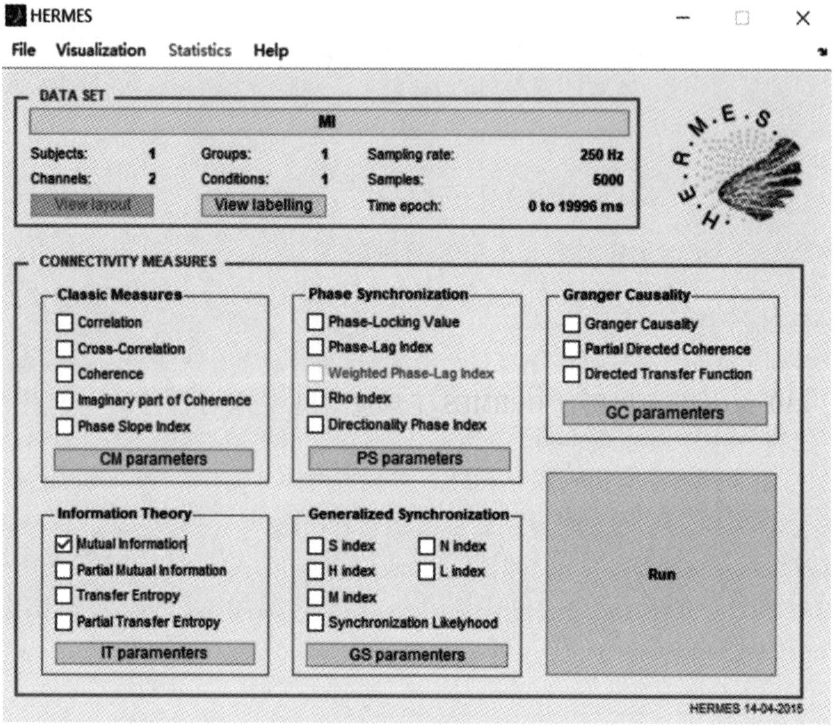

图 7-2 利用 HERMES 计算 MI

第三节 滞后互信息和偏互信息

一、滞后互信息

滞后互信息(lagged MI,LMI)的概念类似于互信息,对于两个时间序列信号 X 和 Y,LMI 相当于对其中一个信号做时间上的延迟之后再计算两个信号之间的 MI,因此 LMI 实际上是关于时间延迟的函数,其定义如下[11]:

$$LMI_{X,Y}(lag) = \sum_{i,j} P(x_i, y_j(lag)) \log_2 \frac{P(x_i, y_j(lag))}{P(x_i)P(y_j(lag))} \tag{7-8}$$

其中 $LMI_{X,Y}(lag)$ 表示 X 和 Y 的滞后互信息, $P(y_j(lag))$ 表示对 Y 延迟时间 lag 后得到的概率分布, $P(x_i,y_j(lag))$ 表示延迟 lag 后的 Y 与 X 的联合概率分布。

关于 LMI 的计算, 读者可以在上述计算 MI 代码的基础上稍作修改即可实现。

二、偏互信息

偏互信息(partial MI, PMI)的概念类似于偏相关, 也称为条件互相关(conditional MI)。PMI 是在排除第三个信号影响下计算另外两个信号的 MI, 假设有 X、Y 和 Z 三个时间序列信号, X 和 Y 的 PMI 定义如下[12]:

$$PMI(X,Y \mid Z) = SE(X,Z) + SE(Z,Y) - SE(Z) - SE(X,Y,Z) \tag{7-9}$$

其中 $PMI(X,Y \mid Z)$ 表示在排除变量 Z 影响下 X 和 Y 的 PMI, $SE(X,Z)$ 表示 X 和 Z 的联合香农熵, $SE(Z,Y)$ 表示 Z 和 Y 的联合香农熵, $SE(Z)$ 表示 Z 的香农熵, $SE(X,Y,Z)$ 表示 X、Y 和 Z 的联合香农熵。

如果公式 7-9 中的 Z 表示的不是一个变量而是多个变量的集合, 那么 PMI 可以从三个变量扩展到多变量。

关于 PMI 的计算, 可以通过 HERMES 工具包实现, 读者可自行操作实现, 这里不再赘述。

第四节　传递熵

一、定义

传递熵(transfer entropy, TE)是一种基于信息论的有向连接, 可以用来度量两个变量之间的信息传递的强度和方向。假设两个变量 x 和 y 可以用马尔科夫(Markov)过程来近似, 则有以下广义的马尔科夫状态:

$$P(y_{t+1} \mid y_t^n, x_t^m) = P(y_{t+1} \mid y_t^n) \tag{7-10}$$

其中 $x_t^m = (x_t, \cdots, x_{t-m+1})$, $y_t^n = (y_t, \cdots, y_{t-n+1})$, m 和 n 分别是变量 x 和 y 的马尔科夫过程阶数。

Schreiber[11] 采用公式 7-10 等号两侧概率分布的 KL(Kullback-Leibler)散度定义从 x 到 y 的传递熵 TE:

$$TE_{x \to y} = \sum_{y_{t+1}, y_t^n, x_t^m} P(y_{t+1}, y_t^n, x_t^m) \log\left(\frac{P(y_{t+1} \mid y_t^n, x_t^m)}{P(y_{t+1} \mid y_t^n)}\right) \tag{7-11}$$

上述公式中的 y 的预测时间是一个样本点(y_{t+1}), 而 TE 更一般的定义如下公式所示:

$$TE_{x \to y} = \sum_{y_{t+u}, y_t^{dy}, x_t^{dx}} P(y_{t+u}, y_t^{dy}, x_t^{dx}) \log\left(\frac{P(y_{t+u} \mid y_t^{dy}, x_t^{dx})}{P(y_{t+u} \mid y_t^{dy})}\right) \tag{7-12}$$

公式中相当于对 y 的 t 时刻之前的 u 个时刻进行预测(y_{t+u}),y_t^{dy},x_t^{dx} 分别表示 dy 和 dx 维度的延迟向量。计算 TE 的第一步就是重构上述 y_t^{dy},x_t^{dx} 状态空间:

$$x_t^d = (x_t, x_{t-\tau}, x_{t-2\tau}, \cdots, x_{t-(d-1)\tau}) \tag{7-13}$$

重构状态空间依赖于两个参数,即嵌入维数 d 和嵌入延迟 τ。d 和 τ 的估计可以采用 Cao[14] 或者 Ragwitz[15] 等算法,也可以依据前人研究选择经验值。在重构上述状态空间之后,公式 7-13 可以重写为:

$$TE_{x \to y} = SE(y_t^{dy}, x_t^{dx}) - SE(y_{t+u}, y_t^{dy}, x_t^{dx}) + SE(y_{t+u}, y_t^{dy}) - SE(y_t^{dy}) \tag{7-14}$$

也就是说 TE 的计算可以转换为上述香农熵的计算,归根到底就是如何计算上述公式中的联合概率分布和边际概率分布。对于离散数据来说,联合和边际概率分布很容易计算,但是对于脑电这种连续数据来说估计联合和边际概率分布并不容易。目前,研究者提出了很多方法[16],其中最近邻算法是一种高效且准确的估计概率分布和计算 TE 的算法[17-19]。在最近邻算法中,其中一个最为重要的参数是最近邻检索量 k,其用于控制计算的偏差和统计误差,在实际计算时 k 一般设置成固定的 4[19];另外一个重要的参数是 Theiler 校正窗长,一般设置成 1 个自相关延迟时间。此外,在公式 7-14 中,还有一个重要的参数是预测时间 u,u 的不同也会对 TE 的计算产生显著影响[18]。

二、TE 的计算

TE 的计算过程比较复杂,这里我们直接采用免费开源的工具包。目前可以用于计算 TE 的工具包有 HERMES[9],TIM[17],TRENTOOL[20],MuTE[21] 等,其中 HERMES 工具包直接采用 TIM 工具包来实现 TE 的计算。在 HERMES 工具包中,默认了参数设置的方法:嵌入维数 d 的估计采用的是文献[22] 的方法,嵌入延迟 τ 设置成 1 个自相关延迟时间,Theiler 校正窗长同样也设置成 1 个自相关延迟时间,k 设置成 4。在 TRENTOOL 工具包中,可以选择 Cao[14] 或 Ragwitz 算法[15] 来估计 d 和 τ,但 HERMES 工具包中没有包含这两个算法,此外,TRENTOOL 工具包可随意设置 u 的值而 HERMES 不可设置该参数。MuTE 工具包可以用来计算多变量 TE。因此,对于有编程基础的读者来说,建议采用 TRENTOOL 或 MuTE 工具包。

这里,我们首先用 HERMES 工具包计算 TE,为了比较不同工具包的差异,我们随后采用 TRENTOOL 工具包进行 TE 的计算。

同样采用示例数据 RestingEEG2chan. mat,导入到 HERMES 中,如图 7-3 所示。

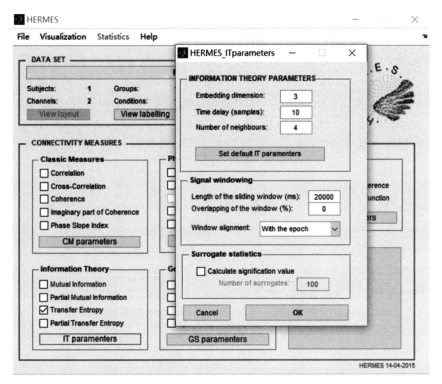

图 7-3　基于 HERMES 计算 TE

选择 Transfer Entropy 选项,点击 IT parameters,可以看到初始的参数,也可以通过点击 Set default parameters 估计默认的参数,或者是根据文献中的参数进行设置。这里采用初始的参数,直接点击 RUN 即可,得到的 TE 结果如图 7-4 所示:从结果可以看到,从到第 6 到第 1 通道的有向连接为 0.5085,而从通道 1 到通道 6 的有向连接为 0.6140。

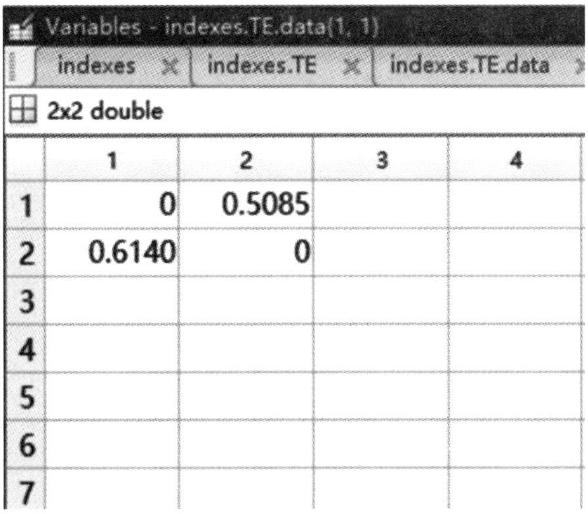

图 7-4　TE 的结果

对于 TRENTOOL 工具包,其输入数据采用 Fieldtrip 工具包的格式,关于 TRENTOOL 的介绍、安装等请参考相关文献[20]。这里以示例数据 RestingEEG2chan. mat 为例来计算 TE。计算结果表明,第 1 通道到第 6 通道的 TE 为 0.0286,而第 6 到第 1 通道的 TE 为 0.0078。对比 HERMES 工具包,两者计算的结果差异也比较大,这可能是计算过程中参数和算法不同所导致的。在 HERMES 工具包中,有些参数如 u 的设置并不明确,此外两个工具包所使用的概率估计算法也不同,这使得两者计算的结果无法直接进行比较。

TRENTOOL 工具包示例代码如下(代码见本书附件资料:TRENTOOL_demo. m):

```
clear;
clc;
addpath('D:\Toolbox\TRENTOOL3-master')
addpath('D:\Toolbox\fieldtrip-20221107\fieldtrip-20221107');
ft_defaults;
OutputDataPath = 'D:\Toolbox\TRENTOOL3_exampledata-master\TRENTOOL3_
exampledata-master\';
InputDataPath = 'D:\Toolbox\TRENTOOL3_exampledata-master\TRENTOOL3_exam-
pledata-master\RestingEEG2chanshort_fieldtrip. mat';
load(InputDataPath);
cfgTEP = [];
cfgTEP. toi = [ min ( RestingEEG2chanshort _ fieldtrip. time {1, 1}), max
(RestingEEG2chanshort_fieldtrip. time{1,1})];
cfgTEP. sgncmb = {'A1' 'A2';'A2' 'A1'};
cfgTEP. predicttime_u = 4;
cfgTEP. TEcalctype    = 'VW_ds';
cfgTEP. actthrvalue = 100;
cfgTEP. maxlag        = 1000;
cfgTEP. minnrtrials = 1;
cfgTEP. optimizemethod = 'ragwitz';
cfgTEP. ragdim         = 2:9;
cfgTEP. ragtaurange    = [0.2 0.6];
cfgTEP. ragtausteps    = 5;
cfgTEP. repPred        = 100;
cfgTEP. flagNei = 'Mass';
cfgTEP. sizeNei = 4;
dataprepared = TEprepare( cfgTEP, RestingEEG2chanshort_fieldtrip);
cfg = [];
cfg. surrogatetype = 'trialreverse';
cfg. optdimusage   = 'maxdim';
cfg. shifttest = 'no';
```

cfg. fileidout = ′myTE′;

cfg. numpermutation = 500;

TEresults = TEsurrogatestats(cfg, dataprepared);

第五节　其他形式的传递熵

一、偏传递熵

偏传递熵(partial TE, PTE)的概念与偏相关、偏互信息的概念相同,也称为条件传递熵,是在排除第三个变量的影响下计算另外两个变量的传递熵。假设有 x、y、z 三个变量,在计算 x 和 y 之间 TE 的同时排除 z 对 x 和 y 的信息流影响,此时即为 PTE,其定义为[9]:

$$PTE_{x \to y|z} = SE(y_t^{dy}, x_t^{dx}, z_t^{dz}) - SE(y_{t+u}, y_t^{dy}, x_t^{dx}, z_t^{dz}) + SE(y_{t+u}, x_t^{dx}, z_t^{dz}) - SE(x_t^{dx}, z_t^{dz})$$

$$(7-15)$$

PTE 计算所涉及的参数与 TE 类似,具体计算可以采用 HERMES 工具包即可。

二、多变量传递熵

在公式 7-15 中,如果 z 表示的不是一个变量,而是多个变量的集合,即除了 x 和 y 之外的所有变量的集合,那么计算的就是多变量传递熵(multivariate TE, MTE)。因此,PTE 是 MTE 的特例,PTE 中仅包含三个变量,而 MTE 中不止有三个变量。MuTE[21]工具包可以用来计算 MTE。

三、相位传递熵

相位传递熵(phase TE, PhTE)是在传统 TE 的基础上提出的一种度量信号相位之间有向信息传递的指标,对于两个连续变量 x 和 y,可以采用希尔伯特变换提取它们的相位时间序列,即为 θx 和 θy,则从 x 到 y 的相位传递熵定义为[30,31]:

$$PhTE_{x \to y} = \sum_{\theta y_{t+1}, \theta y_t^n, \theta x_t^m} P(\theta y_{t+1}, \theta y_t^n, \theta x_t^m) \log\left(\frac{P(\theta y_{t+1} \mid \theta y_t^n, \theta x_t^m)}{P(\theta y_{t+1} \mid \theta y_t^n)}\right) \quad (7-16)$$

公式 7-16 可以重写为:

$$PhTE_{x \to y} = SE(\theta y_t^{dy}, \theta x_t^{dx}) - SE(\theta y_{t+u}, \theta y_t^{dy}, \theta x_t^{dx}) + SE(\theta y_{t+u}, \theta y_t^{dy}) - SE(\theta y_t^{dy})$$

$$(7-17)$$

需要注意的是,公式 7-16 和 7-17 只是 PhTE 的一般表达式,里面涉及的相关参数的设置,读者可以参考相关论文[32,33]。

四、符号传递熵

符号传递熵(symbolic TE,STE)同样是对传统 TE 的改进,其首先会对连续变量符号化,得到符号序列,再进行 TE 的计算。对于两个连续变量 x 和 y,其符号化之后的序列表示为 Sx 和 Sy,则从 x 到 y 的符号传递熵定义为[35]:

$$STE_{x \to y} = \sum_{Sy_{t+1},Sy_t^n,Sx_t^m} P(Sy_{t+1},Sy_t^n,Sx_t^m) log\left(\frac{P(Sy_{t+1} \mid Sy_t^n,Sx_t^m)}{P(Sy_{t+1} \mid Sy_t^n)}\right) \quad (7-18)$$

公式 7-18 可以重写为:

$$STE_{x \to y} = SE(Sy_t^{dy},Sx_t^{dx}) - SE(Sy_{t+u},Sy_t^{dy},Sx_t^{dx}) + SE(Sy_{t+u},Sy_t^{dy}) - SE(Sy_t^{dy})$$

$$(7-19)$$

需要注意的是,公式 7-18 和 7-19 只是 STE 的一般表达式,里面涉及的相关参数的设置,读者可以参考相关论文[36,37]。

第六节　互信息和传递熵应用举例

这里简单列举几个互信息和传递熵在脑电研究中的应用例子,起到抛砖引玉的作用,更多的相关文献读者可以结合自己的研究领域自行检索 PubMed、web of science、万方、知网等数据库。

一、互信息 MI 的应用

Devisetty 等研究者[22]尝试结合 MI 功能连接和图论分析用于癫痫病人颅内 EEG 的研究以辅助鉴别癫痫发作区,结果表明节点的出度(out degree)和中间中心性(betweenness centrality)等图论指标可以很好地把癫痫发作区鉴别出来。Zhao 等研究者[6]采用互信息 MI 构建首发精神分裂症患者的 EEG 脑功能网络,利用图论分析的方法发现精神分裂症患者的 theta 频段表现出异常的小世界网络。电休克疗法(ECT)是治疗精神分裂症的有效临床方法之一,但是只有 50%~80% 的患者对 ECT 有反应,因此鉴别出 ECT 治疗反应的标志物具有重要的临床意义。Cheng 等研究者[23]利用 MI 和图论分析对患者治疗前的静息态 EEG 进行研究,发现对 ECT 有反应的患者其 beta 频段右侧顶叶、颞叶、枕叶的同配系数(assortativity coefficient)显著高于 ECT 无反应组。Li 等[24]利用 MI 研究精神疲劳对大脑功能网络的影响,结果发现随着精神疲劳的增加脑网络的聚类系数增加而特征路径长度和小世界属性降低。Islam[25]等利用 MI 来融合驾驶者的脑电 MI 特征和车辆信号特征,并输入到机器学习分类器中对驾驶者的心理负荷进行判别,得到了较好的结果。

二、传递熵 TE 的应用

Bagherzadeh 等[26]利用 TE 计算 EEG 有向连接矩阵作为特征,输入到深度学习模型中用于精神分裂症的分类,可以得到 99.9% 的准确率。Masychev 等[34]采集药物治疗前精神分裂症患者的静息态 EEG,利用 STE 有向连接作为特征,研究患者对药物反应的预测,获得了 89.90% 准确率。Sanjari 等[27]利用 EEG 有向连接来评价患者的麻醉深度,发现相比其他的有向连接指标,TE 能够更好地区分不同的麻醉状态。Abbas[28]等利用 TE 来检测注意力缺陷多动障碍(ADHD)儿童的大脑区域之间的有向信息传递,结果发现 ADHD 儿童 beta 频段的有向脑网络强度和图论参数都与正常人显著不同。Chen 等[29]利用 PhTE 表征人在不同麻醉状态下大脑区域之间的信息传递,分为清醒、中度麻醉和完全失去意识三种状态,结果发现,在 alpha 频段,清醒状态下的前额叶到额叶的信息流明显大于其他两个状态,完全失去意识状态下的顶叶到额叶的有向连接弱于其他两个状态,而完全失去意识状态下的枕叶到额叶的有向连接则完全消失。

参考文献

[1] SHANNON C E . A mathematical theory of communication[J]. Bell Labs Technical Journal,1948,27(4):379-423. DOI:10. 1002/j. 1538-7305. 1948. tb01338. x.

[2] STURGES, HERBERT A . The Choice of a Class Interval[J]. Journal of the American Statal Association,1926,21(153):65-66. DOI:10. 1080/01621459. 1926. 10502161.

[3] DAVID, FREEDMANPERSI, DIACONIS. On the histogram as a density estimator:L2 theory[J]. Probability Theory & Related Fields, 1981, 57 (4):453 - 476. DOI:10. 1007/BF01025868.

[4] SCOTT D W. Scott's rule[J]. Wiley Interdisciplinary Reviews Computational Statistics, 2010,2(4):497-502. DOI:10. 1002/wics. 103.

[5] MIKE X COHEN. Analyzing Neural Time Series Data:Theory and Practice[M]. England. The MIT Press. 2014.

[6] ZONGYA Z, YAQING C, ZHENXIN L, et al. Altered Small-World Networks in First-Episode Schizophrenia Patients during Cool Executive Function Task[J]. Behavioural Neurology,2018,2018:1-11. DOI:10. 1155/2018/2191208.

[7] WANG Z J, LEE W H, MCKEOWN M J. A Novel Segmentation, Mutual Information Network Framework for EEG Analysis of Motor Tasks[J]. Biomedical Engineering Online, 2009,8(1):9. DOI:10. 1186/1475-925X-8-9.

[8] NA S H, JIN S H, KIM S Y, et al. EEG in schizophrenic patients:mutual information analysis[J]. Clinical Neurophysiology, 2002, 113 (12):1954 - 1960. DOI:10. 1016/ S1388-2457(02)00197-9.

[9] GUIOMAR NISO, RICARDO BRUÑA, ERNESTO PEREDA, et al. HERMES:towards an integrated toolbox to characterize functional and effective brain connectivity[J]. Neuroin-

formatics,2013,11(4):405-434. DOI:10.1007/s12021-013-9186-1.

[10] WEBER I, OEHRN C R. NoLiTiA: An Open-Source Toolbox for Nonlinear Time Series Analysis [J]. Front Neuroinform. 2022 Jun 24; 16: 876012. doi: 10. 3389/fninf. 2022. 876012.

[11] SCHREIBER, THOMAS. Measuring Information Transfer[J]. Physical Review Letters, 2000,85(2):461-464. DOI:10.1103/PhysRevLett. 85. 461.

[12] FRENZEL S, POMPE B. Partial mutual information for coupling analysis of multivariate time series [J]. Physical Review Letters, 2007, 99 (20), 1 - 4. DOI: 10. 1103/ PhysRevLett. 99. 204101.

[13] VICENTE R, WIBRAL M, LINDNER M, et al. Transfer entropy-a model-free measure of effective connectivity for the neurosciences[J]. Journal of Computational Neuroscience, 2011,30(1):45-67. DOI:10.1007/s10827-010-0262-3.

[14] CAO L. Practical method for determining the minimum embedding dimension of a scalar time series[J]. Physica D Nonlinear Phenomena, 1997, 110 (1 - 2): 43 - 50. DOI: 10. 1016/S0167-2789(97)00118-8.

[15] RAGWITZ M, KANTZ H. Markov models from data by simple nonlinear time series predictors in delay embedding spaces[J]. Physical Review E Statistical Nonlinear & Soft Matter Physics,2002,65(5):056201. DOI:10.1103/PhysRevE. 65. 056201.

[16] BHATTACHARYA J, HLAVACKOVA - SCHINDLER K, PALUS M, et al. Causality detection based on information[J]. Physics Reports,2007,441(1):1-46. DOI:10.1016/ j. physrep. 2006. 12. 004.

[17] GÓMEZ-HERRERO, GERMÁN, WU W, et al. Assessing coupling dynamics from an ensemble of time series [J]. Entropy, 2015, 17 (4): 1958 - 1970. DOI: 10. 3390/e17041958.

[18] WIBRAL M, RAHM B, RIEDER M, et al. Transfer entropy in magnetoencephalographic data:quantifying information flow in cortical and cerebellar networks[J]. Prog Biophys Mol Biol,2011,105(1-2):80-97. DOI:10.1016/j. pbiomolbio. 2010. 11. 006.

[19] KRASKOV A, STGBAUER H, GRASSBERGER P. Estimating Mutual Information[J]. Physical Review E,2004,69(6 Pt 2):066138. DOI:10.1103/PhysRevE. 69. 066138.

[20] LINDNER M, VICENTE R, PRIESEMANN V, et al. TRENTOOL: A Matlab open source toolbox to analyse information flow in time series data with transfer entropy[J]. Bmc Neuroscience,2011,12(1):119. DOI:10.1186/1471-2202-12-119.

[21] MONTALTO A, FAES L, MARINAZZO D. MuTE: A MATLAB Toolbox to Compare Established and Novel Estimators of the Multivariate Transfer Entropy [J]. Plos One, 2014,9. DOI:10.1371/journal. pone. 0109462.

[22] DEVISETTY R, AMSITHA M B, JYOTHIRMAI S, et al. Localizing epileptogenic network from SEEG using non-linear correlation, mutual information and graph theory analysis [J]. Journal of engineering in medicine, 2022, 236 (12): 1783 - 1796. DOI: 10.

1177/09544119221134991.

[23] CHENG J,REN Y,GU Q,et al. QEEG Biomarkers for ECT Treatment Response in Schizophrenia[J]. Clin EEG Neurosci, 2022, 53（6）: 499 – 505. DOI: 10. 1177/15500594211058260.

[24] LI G, LUO Y, ZHANG Z, et al. Effects of Mental Fatigue on Small – World Brain Functional Network Organization[J]. Neural Plast,2019,2019:1716074. DOI:10. 1155/2019/1716074.

[25] ISLAM M R,BARUA S,AHMED M U,et al. A Novel Mutual Information Based Feature Set for Drivers´ Mental Workload Evaluation Using Machine Learning[J]. Brain Sciences, 2020,10（8）:551. DOI:10. 3390/brainsci10080551.

[26] BAGHERZADEH S, SHAHABI M S, SHALBAF A. Detection of schizophrenia using hybrid of deep learning and brain effective connectivity image from electroencephalogram signal[J]. Computers in biology and medicine, 2022, 146: 105570. DOI: 10. 1016/j. compbiomed. 2022. 105570.

[27] SANJARI N,SHALBAF A,SHALBAF R,et al. Assessment of Anesthesia Depth Using Effective Brain Connectivity Based on Transfer Entropy on EEG Signal[J]. Basic and clinical neuroscience,2021,12（2）:269–280. DOI:10. 32598/bcn. 12. 2. 2034. 2.

[28] ABBAS A K,AZEMI G,AMIRI S,et al. Effective connectivity in brain networks estimated using EEG signals is altered in children with ADHD[J]. Computers in Biology and Medicine,2021,134:104515. DOI:10. 1016/j. compbiomed. 2021. 104515.

[29] CHEN Y,LI S,WU F,et al. Altered functional and directed connectivity in propofol – induced loss of consciousness:A source–space resting–state EEG study[J]. Clinical neurophysiology,2022,142:209–219. DOI:10. 1016/j. clinph. 2022. 08. 003.

[30] PALUŠ M, STEFANOVSKA A. Direction of coupling from phases of interacting oscillators:an information–theoretic approach[J]. Phys Rev E,2003,67:055201. DOI: 10. 1103/PhysRevE. 67. 055201.

[31] LOBIER M,SIEBENHUHNER F,PALVA S,et al. Phase transfer entropy:a novel phase–based measure for directed connectivity in networks coupled by oscillatory interactions [J]. Neuroimage,2014,85（2）:853–872. DOI:10. 1016/j. neuroimage. 2013. 08. 056.

[32] EKHLASI A, NASRABADI A M, MOHAMMADI M R. Direction of information flow between brain regions in ADHD and healthy children based on EEG by using directed phase transfer entropy[J]. Cognitive Neurodynamics,2021,15（6）:975–986. DOI:10. 1007/s11571–021–09680–3.

[33] ANUP D,VINOD M. Replicable patterns of causal information flow between hippocampus and prefrontal cortex during spatial navigation and spatial–verbal memory formation[J]. Cerebral Cortex,2022,32（23）:5343–5361. DOI:10. 1093/cercor/bhac018.

[34] MASYCHEV K, CIPRIAN C, RAVAN M, et al. Quantitative biomarkers to predict response to clozapine treatment using resting EEG data[J]. Schizophrenia Research,

2020,223:289-296. DOI:10. 1016/j. schres. 2020. 08. 017.

[35] STANIEK M, LEHNERTZ K. Symbolic Transfer Entropy[J]. Physical Review Letters, 2008,100(15):158101. DOI:10. 1103/PhysRevLett. 100. 158101.

[36] SONG YE, KEIICHI KITAJO, KATSUNORI KITANO. Information-theoretic approach to detect directional information flow in EEG signals induced by TMS[J]. Neuroscience Research,2020,156:197-205. DOI:10. 1016/j. neures. 2019. 09. 003.

[37] QIU L, NAN W. Brain Network Constancy and Participant Recognition:an Integrated Approach to Big Data and Complex Network Analysis[J]. Frontiers in Psychology,2020, 11:1003. DOI:10. 3389/fpsyg. 2020. 01003.

第八章

动态因果模型

大脑中具有相似功能的神经元集群聚集在相邻区域,形成了不同功能分区,大脑在执行一个认知任务时往往需要多个脑区相互协作,即为大脑的功能整合。动态因果模型(dynamic causal modeling,DCM)将大脑看作一个确定的非线性动力学系统,结合观测的神经信息,在神经元状态空间建立模型,估计大脑不同脑区之间的功能整合和信息流动情况,从而推断各脑区受实验条件影响而产生的变化,对探测大脑的动态功能连接具有很好的效果,目前已经被广泛用于认知过程中大脑网络动态变化的研究[1-3]。

第一节　动态因果模型数学理论

动态因果模型(DCM)是基于生理结构模型的建模方法,根据先验生理知识,首先模拟神经元集群之间的相互作用关系构建一个皮层空间状态模型,然后通过考察外部刺激和感兴趣皮层区之间的激活模式,建立多种不同脑区之间的信息流向关系模型,最后采用贝叶斯模型检验得到最优模型[4]。动态因果模型的中心思想就是把大脑看作一个确定的非线性输入和输出的动态系统,在大脑的不同区域估计神经元之间的有效连接参数和耦合状况。

DCM 是一种标准的非线性系统神经计算模型,使用贝叶斯估计来确定输入—状态—输出动态系统的参数,动态因果模型是一个多输入多输出系统,系统的节点可以被解释为许多相互作用的大脑区域。

一、血流动力学状态方程

经典 DCM 的状态变量是 fMRI 设备采集的血氧水平依赖(blood oxygenation level dependent,BOLD)信号,而实际应用中观测到的很多信号是 EEG 信号或 MEG 信号,为了利用 EEG 信号或 MEG 信号实现 DCM 分析,Friston 等人构建了神经元集群模型的神经源信号与 BOLD 信号之间的关系模型[5]，可以把神经元活动转换为血流动力学反应。其基本原理为：在一个激活脑区内，神经元活动产生的电信号（BOLD 只与 LFP 有关）会引起血管舒张，产生血管舒张信号的上升，该信号受自身调节反馈，区域内的血流量与血管舒张信号成正比，并随着静脉容积和脱氧血红蛋白浓度的变化而产生相应的变化。变换关系如公式 8-1 所示。

$$\dot{s}_i = z_i - k_i s_i - \gamma_i(f_i - 1)$$
$$\dot{f}_i = s_i$$
$$\tau_i \dot{q}_i = f_i - v_i^{1/\alpha}$$
$$\tau_i \dot{q}_i = f_i E(f_i, \rho_i) / \rho_i - v_i^{1/\alpha} q_i / v_i$$

$$(8-1)$$

式中，i ——激活脑区的序号

    s_i ——血管舒张信号

    z_i ——神经元活动信号

    k_i ——信号衰减率

    γ_i ——血流量消除率

    v_i ——血容量

    q_i ——脱氧血红蛋白含量，

    τ_i ——血流运输时间

    α ——Grubb 指数

    ρ_i ——静息氧摄取分数。血流量输出 f_{out} 与体积 v_i 之间的关系为 $f_{out} = v_i^{1/\alpha}$；$E(f, \rho)$ 为氧摄取量函数，$E(f, \rho) = 1 - (1 - \rho)^{1/f}$。

BOLD 信号被认为是体积和脱氧血红蛋白的一个静态非线性函数，为血管外和血管内信号的体积加权和，如公式 8-2 所示：

$$y_i = g(q_i, v_i)$$
$$= V_0(k_1(1 - q_i) + k_2(1 - q_i / v_i) + k_3(1 - v_i))$$
$$k_1 = 7 p_i$$
$$k_2 = 2$$
$$k_3 = 2 \rho_i - 0.2$$

$$(8-2)$$

其中，$V_0 = 0.02$ 是静息血容量分数。

二、神经元状态方程

经过公式 8-1 和 8-2，神经元状态变量可以用于 DCM 的建模和分析，目前已经用于认知神经科学和癫痫的发病机制研究[3,6-9]。

设网络中神经元的状态为 $z = [z_1, \cdots, z_l]^T$，神经元的状态受到输入信号和脑区之间耦合连接的影响，随着时间的变化而改变，网络的系统函数为：

$$\dot{z} = F(z, u, \theta)$$

$$(8-3)$$

其中 F 是一个非线性函数，描述了脑区的神经活动 z、输入 u 对其他脑区的变化产生的神经生理影响，$\dot{z}$ 是 z 关于的时间上的偏微分，θ 为需要后验推算的模型参数。

公式 8-3 的双线性形式为：

$$
\begin{aligned}
\dot{z} &\approx Az + \sum u_j B^j z + Cu \\
&= (A + \sum v_j B^j)z + Cu \\
A &= \frac{\partial F}{\partial z} = \frac{\partial \dot{z}}{\partial z} \\
B^j &= \frac{\partial^2 F}{\partial z \partial u_j} = \frac{\partial}{\partial u_j}\frac{\partial \dot{z}}{\partial z} \\
C &= \frac{\partial F}{\partial u}
\end{aligned}
\tag{8-4}
$$

上式中，矩阵 A 表示在零输入情况下脑区之间的有向连接，有向连接表示一个神经元系统对另一个神经系统施加的影响，在 DCM 中，响应活动随时间的变化而改变，这种潜在的连通性可以被认为是在没有实验扰动情况下的内在耦合。状态的扰动信号取决于实验设计，因此其内在耦合对每个实验都是特定的，矩阵 B^j 表示由第 j 个输入引起的耦合的变化，用于调节脑区间的有效连接。

三、DCM 模型反演

（一）模型整合和参数估计理论

将上述状态空间模型和 Balloon 模型进行整合可以得到一个整体"输入-状态-输出"模型，如式 8-5，其中状态变量 $x = \{z, s, f, v, q\}$ 包含了神经元集群电活动状态变量和血液动力学状态系统的状态变量，$\theta = \{\theta^c, \theta^h\}$ 包含了两个子模型的所有参数，u 是输入的刺激。

$$
\begin{aligned}
\dot{x} &= f(x, u, \theta) \\
y &= \lambda(x)
\end{aligned}
\tag{8-5}
$$

对于任意的参数组和输入都可以通过此模型产生一个预测响应 $h(u, \theta)$。

$$
\begin{aligned}
h_i(u, \theta) &= \sum_k \int_0^t \cdots \int_0^t \kappa_i^k(\sigma_1, \cdots, \sigma_k)u(t - \sigma_l) \\
&\quad \cdots, u(t - \sigma_k)d\sigma_1, \cdots, d\sigma_k \\
\kappa_i^k(\sigma_1, \cdots, \sigma_k) &= \frac{\partial^k y_i(t)}{\partial u(t - \sigma_1), \cdots, \partial u(t - \sigma_k)}
\end{aligned}
\tag{8-6}
$$

其中，κ_i^k 表示第 i 个区域的第 k 阶沃尔特拉核。上述方程可以将预测 BOLD 信号 $h(u, \theta)$ 看成是对输入信号 $u(t)$ 在系统沃尔特拉核（Volterra kernels）的基础上做的广义卷积，利用数值微分或者可解析的双线性近似，可以对方程进行沃尔特拉扩展，得到这些核函数。

可以通过在预测的 BOLD 信号 $h(u, \theta)$ 上添加误差 ε 和低频滋扰来模拟观测到的 BOLD 信号 y。

$$y = h(u, \theta) + X\beta + \varepsilon \tag{8-7}$$

DCM 中,通过结合参数的先验概率密度和似然函数可以估计参数后验密度。由于在 DCM 中有对神经动态明确的限制和血液动力学模型的经验先验,所以可以在完全贝叶斯方法框架下进行参数的估计。

假设 θ 里的每一个参数都是高斯分布,并且相互独立,则可以用这些参数的均值和方差来确定这些参数的分布。θ^c 表示连接参数,则贝叶斯的后验概率分布可以表示为:

$$p(\theta \mid y, m) = \frac{p(y \mid \theta, m) p(\theta \mid m)}{p(y \mid \theta)} \tag{8-8}$$

其中,m 表示模型,θ 表示模型参数,y 表示观测的 BOLD 信号。

(二)先验因子

真实的神经元集群活动不可能以指数方式趋于无穷大,且在系统没有外界输入的前提下,神经元活动状态必须恢复到一个稳定的模式。从数学角度上来看,就必须要求内部的连接矩阵 A 和 B 的最大的实特征值,也就是最大李雅普洛夫指数一定为负。

通过重新参数化,可以把内部连接矩阵 A 和 B 分解为一个标量和一个归一化矩阵,为归一化矩阵提供一个时间量纲,从而使区域之间的连接和区域的自连接相关。矩阵分解如下:

$$A \rightarrow \sigma A = \sigma \begin{bmatrix} -1 & a_{12} & \cdots \\ a_{21} & -1 & \\ \vdots & & \ddots \end{bmatrix} \tag{8-9}$$

$$B^j \rightarrow \sigma B^j = \sigma \begin{bmatrix} b_{11}^j & b_{12}^j & \cdots \\ b_{21}^j & \ddots & \\ \vdots & & \ddots \end{bmatrix} \tag{8-10}$$

σ 表示自连接或者自身抑制,其均值表示神经活动的衰减时间。假设 a_{ij} 符合独立同分布,期望 η_a,方差 v_a 用来确保最大李雅普洛夫指数只有很小的概率为正,这里此概率设为 10^{-3},从而保证系统耗散。一般来说,模型中的节点越多,这一概率越小,而双线型参数 b_{ij} 随着输入 $u(t)$ 的变化而变化。

(三)模型估计

模型估计就是在假设模型参数是高斯分布的情况下,利用期望最大化(expectation maximization,EM)算法对参数后验概率密度函数进行迭代。以估计参数的期望 $\eta_{\theta|y}$ 和协方差 $C_{\theta|y}$ 为目标,将局部线性近似值输入 EM 算法通过迭代达到收敛,从而计算参数均值和方差,局部线性近似如下所示:

$$y - h(u, \eta_{\theta y}) \approx J\Delta\theta + X\beta + \varepsilon$$

$$= [J, X] \begin{bmatrix} \Delta\theta \\ \beta \end{bmatrix} + \varepsilon \tag{8-11}$$

$$\Delta\theta = \theta - \eta_{\theta|y}$$

$$J = \frac{\partial h(u, \eta_{\theta|y})}{\partial \theta}$$

将上述局部线性近似放入到 EM 框架下直到收敛。

E 步：

$$J = \frac{\partial h(\eta_{\theta|y})}{\partial \theta}$$

$$\bar{y} = \begin{bmatrix} y - h(\eta_{\theta|y}) \\ \eta_\theta - \eta_{\theta|y} \end{bmatrix}, \bar{J} = \begin{bmatrix} J & X \\ 1 & 0 \end{bmatrix}$$

$$\bar{C}_\varepsilon = \begin{bmatrix} \sum \lambda_i Q_i & 0 \\ 0 & C_\theta \end{bmatrix}$$ $\quad$ (8-12)

$$C_{\theta|y} = (\bar{J}^T \bar{X}_\varepsilon^{-1} \bar{J})^{-1}$$

$$\begin{bmatrix} \Delta \eta_{\theta|y} \\ \eta_{\beta|y} \end{bmatrix} = C_{\theta y}(\bar{J}^T \bar{C}_\varepsilon^{-1} \bar{y})$$

$$\eta_{\theta|y} \leftarrow \eta_{\theta|y} + \Delta \eta_{\theta|y}$$

M 步：

$$P = \bar{C}_\varepsilon^{-1} - \bar{C}_\varepsilon^{-1} \bar{J} C_{\theta|y} \bar{J}^T \bar{C}_\varepsilon^{-1}$$

$$\frac{\partial F}{\partial \lambda_i} = -\frac{1}{2} tr\{P Q_i\} + \frac{1}{2} \bar{y}^T P^T Q_i P \bar{y}$$

$$\left(\frac{\partial^2 F}{\partial \lambda_{ij}^2}\right) = -\frac{1}{2} tr\{P Q_i P Q_j\}$$

$$\lambda \leftarrow \lambda - \left(\frac{\partial^2 F}{\partial \lambda^2}\right)^{-1} \frac{\partial F}{\partial \lambda}$$ $\quad$ (8-13)

其中 λ 为误差协方差的超参数，V 编码了误差之间的相关性，$\sum(\lambda)$ 表示未知的局部误差协方差，误差协方差可以表示为两者的克罗内克张量积 $C_\varepsilon = V \otimes \sum(\lambda) = \sum(\lambda_i Q_i)$。$Q_i$ 代表协方差成分 $Q_i = V \otimes \sum_i$，表明区域 i 内特定的误差方差；$\sum_i$ 是一个稀疏矩阵。

在 EM 算法中，得到了参数近似高斯后验密度函数 q(θ) 和 $\theta \sim N(\eta_{\theta|y}, C_{\theta|y})$，利用边界后验概率可以推断其中任意的特定参数，当均值超过某一个阈值 γ 的时候，如下方程所示：

$$p = \varphi_N\left(\frac{c^T \eta_{\theta|y} - \gamma}{\sqrt{c^T C_{\theta|y} c}}\right)$$ $\quad$ (8-14)

其中 φ_N 为正态分布累积函数，在有向连接的探测中，主要关注耦合参数 θ^c 和其中的双线型参数 b_{ij}^i，这些参数单位是 Hz。

（四）DCM 模型反演

$$p(y|m) = \int p(y|\theta, m)p(\theta|m)d\theta$$ $\quad$ (8-15)

通过拉普拉斯近似可以得到以下模型选择准则：

$$log\ p(y\mid m)_L = Accuracy(m)\ -\ Complexity(m) \tag{8-16}$$

其中,模型复杂度为:

$$Complexity(m) = \frac{1}{2}\log|C_p| - \frac{1}{2}log\left|\sum_{MP}\right| + \frac{1}{2}e(\theta_{MP})^T C_p^{-1} e(\theta_{MP}) \tag{8-17}$$

$Accuracy(m)$ 为拟合的准确度,所以,选定的最优模型就是在拟合准确度和模型复杂程度之间取一个平衡。

第二节　基于 SPM12 工具箱的 DCM 模型构建

本节以运动准备过程的 DCM 模型构建为例,详细介绍基于 SPM 12 工具箱的 DCM 模型构建方法。

一、网络输入数据和参数设置

为了研究提示运动和自主运动在运动准备阶段的动态因果网络,分别取自主运动和提示运动两种任务的脑电数据作为模型的驱动数据,使用等效电流偶极子(ECD)来模拟源信号。

相关背景知识介绍:运动执行前在大脑中形成运动意向的过程被称为运动准备,该过程包括运动决策和运动规划。根据运动的发起机制,运动被分为自主运动和提示运动,自主运动是人们根据自己的意愿,随时随意发起一个动作,提示运动是根据提示按要求做出相应的动作,这两种动作是人们日常生活中最基本的动作发起方式,与之对应的运动准备阶段也不尽相同,常常伴随着不同的认知过程。

二、网络节点选择

根据相关资料,选择 L_iFg(左额下回)、R_iFg(右额下回)、L_pCg(左中央后回)、R_pCg(右中央后回)、L_SMA(左辅助运动区)和 R_SMA(右辅助运动区)6 个脑区作为构建动态因果模型的网络节点。这 6 个节点的坐标位置如表 8-1,其空间位置分布如图 8-1 所示。

表 8-1　所选脑区及其对应坐标

区域	坐标			区域	坐标		
	X	Y	Z		X	Y	Z
L_iFg	−49	33	1	R_pCg	22	−30	70
R_iFg	49	33	1	L_SMA	−10	9	64
L_pCg	−22	−30	70	R_SMA	−10	9	64

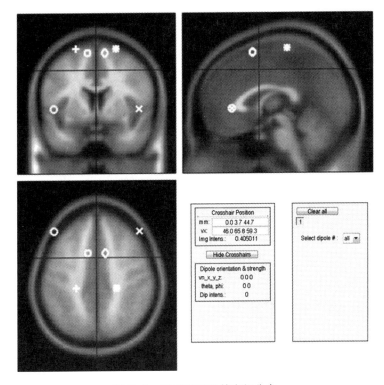

图8-1　所选脑区及其空间分布

三、网络结构假设

相关研究结果表明,参与运动准备阶段的脑区主要包括 iFg(额下回)、SMA(辅助运动区)和 IPs(顶内沟),其中 iFg 与运动前准备活动的抑制作用相关,保证大脑在准备的过程中不会产生动作,直到感官信息证据的积累达到阈值,该脑区活动减弱,抑制作用结束,动作开始执行;SMA 位于额叶皮层的背内侧,在运动准备和感知过程中扮演重要角色;IPs 负责知觉到行为的转换过程。

为了研究这几个脑区之间的关联,结合相关资料,假设了图8-2 所示的 10 种先验模型。其中,实线代表信息的正向流动,从箭头的出发区域流向箭头指向区域,虚线代表反向连接,即信息的反向流动。在这 10 个模型中,假设输入为公式 8-17 所规定的脉冲密度函数,该函数是根据神经生理自然特性构建的,在神经信息学中用于模拟真实的神经冲动信号,其中 q 用于调整神经冲动的强度,即幅值大小,w 决定脉冲宽度,波形如图 8-3 所示。

依据上述假设的模型,利用 SPM 工具箱分别设置了其网络连接的连接矩阵,相关参数设置如图8-4 所示。运动的起始时间为 0 s,脑电信号的时间为运动起始前的 1.5 s。Forward、Back 和 Lateral 下面的 6×6 矩阵分别是信息的前向流动、反向流动和侧向流动,也对应这 6 个脑区的前向连接、反向连接和侧向连接。Input 对应着系统的输入个数。

$$v(t) = q\left(\frac{t}{w}\right)^{n} e^{-\frac{t}{w}} \tag{8-18}$$

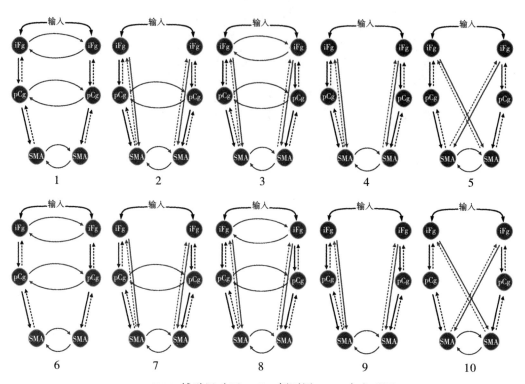

SMA: 辅助运动区　iFg: 额下回　pCg:中央后回

图8-2　假设的10种脑网络连接

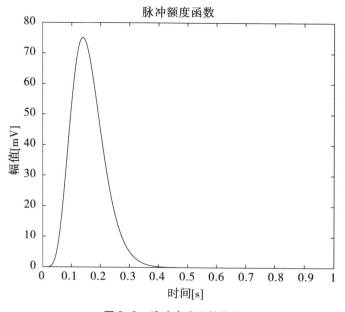

图8-3　脉冲密度函数信号

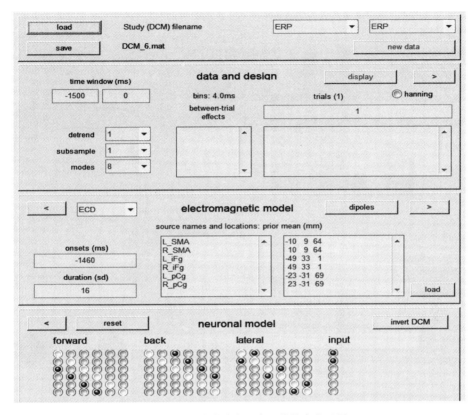

图8-4 一名被试其中一个网络的参数设置

四、结果与讨论

利用 SPM12 工具箱自带的贝叶斯模型选择功能(BMS)选出自主运动的最优模型为模型6,提示运动的最优模型为模型3,评估结果分别如图8-5 和图8-6 所示。

从图8-5 模型选择的结果可见,在自主运动时,运动的发起位置在 SMA,然后经过前额叶的额下回(iFg),又到中央后回主感觉皮层(pCg)。由于建模的时候采用的是左右手运动的脑电信号合在一起作为驱动,所以在两边的通道中都有同样的信息走向。在运动准备阶段,大脑两半球之间存在紧密的信息交互,特别是在 SMA 区域,在自主运动时双侧的 SMA 首先激活,而且通过胼胝体进行信息交互。

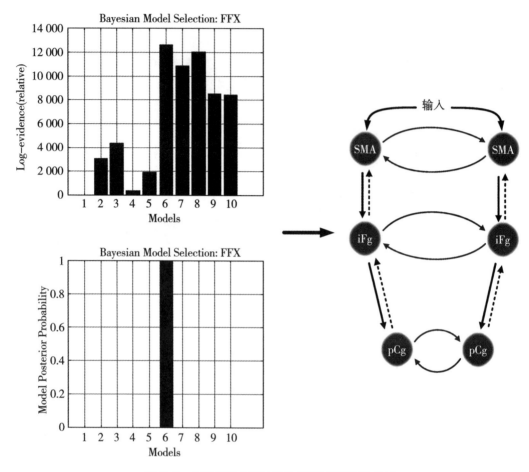

图8-5　自主运动准备过程的 DCM 网络评估结果

如图 8-6 所示,在提示运动时,运动的发起位置在 iFg,然后对 pCg 和 SMA 发送信息,pCg 也向 SMA 发送信息,然后系统中存在相同的反向连接,说明在运动准备过程中存在信息交互。与自主运动准备过程不同的是,iFg 和 pCg 存在长程的信息交互。

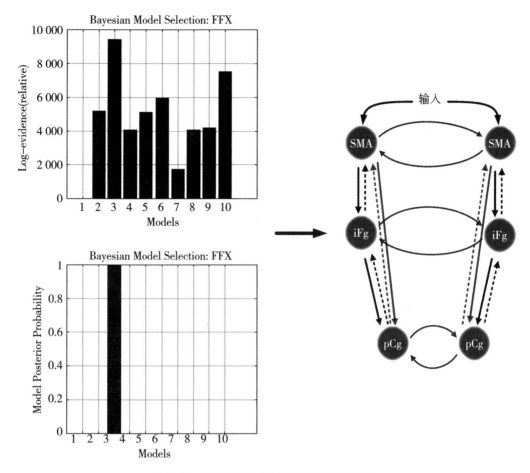

图 8-6　提示运动准备过程 DCM 评估结果

从以上分析可以得出以下结论：

（1）自主运动任务和提示运动任务下运动准备过程中大脑的活动区域相同。

（2）大脑动态连接有一定的相似性，即大脑在双侧 iFg、双侧 pCg 和双侧 SMA 之间均具直接连接，说明大脑在执行运动的准备阶段，大脑的左右半球进行了密切的信息交流。

（3）在自主运动任务中，最早做出响应的脑区是 SMA；而在提示运动任务中，最早做出响应的脑区是 iFg。

（4）在提示运动的准备过程中，pCg 与 iFg 之间具有直接连接，与相关文献报告的提示运动的因果网络中存在长程连接、网络更复杂的结论一致。

图 8-7 绘制了两种任务下被试的输入数据和预测数据，输入数据为被试 1 的 300 个试次 59 通道的平均运动准备电位，输出为模型的 59 个通道的预测数据。从图中可以看出，预测数据与输入数据保持了高度的一致性。在［-1500　500］ms 时间段内波形变化缓慢，对应于早期运动准备阶段，而在［-500 0］ms 内波形急剧变化，对应于晚期运动准备阶段，与运动准备阶段大脑的活动相一致，表明选出的模型能够很好地模拟大脑在运

动准备阶段的动态变化。

　　图8-8为选出模型的连接方式和连接矩阵。第一行为前向连接、反向连接和侧向连接方式。浅色区域代表有链接,颜色越亮连接强度越大。第二行是与之对应的连接系数。第三行是第一行中连接的概率,第四行是与之对应的概率大小。

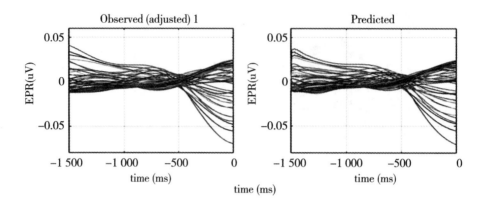

(a) 被试1自主运动准备优选模型的输入信号和预测结果

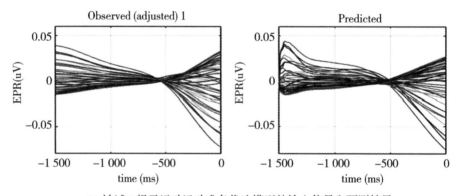

(b) 被试1提示运动运动准备优选模型的输入信号和预测结果

图8-7　优选模型的输入数据(左图)和预测数据(右图)

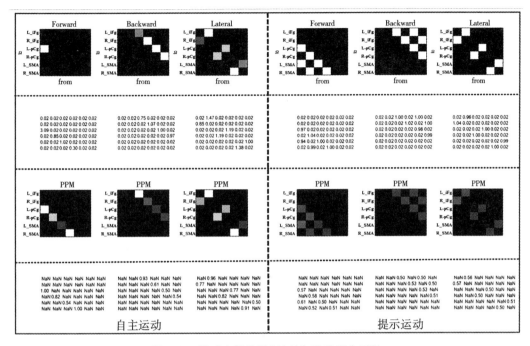

图 8-8 被试 1 的 DCM 连接矩阵的耦合系数

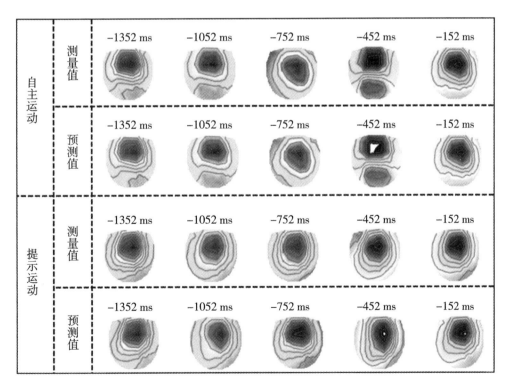

图 8-9 被试 1 的真实脑地形图和预测脑地形图

图 8-9 为实际采集的脑电信号绘制的脑地形图和模型预测出来的仿真信号的脑地形图,从图中可以看出,无论是提示运动准备过程还是自主运动准备过程的地形图都具有高度的一致性,证明了建立的 DCM 模型是有效的。

上述基于 SPM12 工具箱的 DCM 分析可以参考如下代码(代码和示例数据见本书附带资料:DCM_ERP_v2. m,mspmeeg_clue_0. mat):

```matlab
spm('defaults','EEG');
% Data and analysis directories
Pbase      = '.';            % directory with your data,
Pdata      = fullfile(Pbase,'.'); % data directory in Pbase
Panalysis = fullfile(Pbase,'.'); % analysis directory in Pbase
% Data filename
DCM. xY. Dfile = 'spmeeg_Ex_R';
% Parameters and options used for setting up model
DCM. options. analysis = 'ERP'; % analyze evoked responses
DCM. options. model       = 'ERP'; % ERP model
DCM. options. spatial     = 'ECD'; % spatial model
DCM. options. trials      = [1]; % index of ERPs within ERP/ERF file
DCM. options. Tdcm(1)    = 0;        % start of peri-stimulus time to be modelled
DCM. options. Tdcm(2)    = 2000;     % end of peri-stimulus time to be modelled
DCM. options. Nmodes     = 8;        % nr of modes for data selection
DCM. options. h           = 1;        % nr of DCT components
DCM. options. onset      = 40;       % selection of onset(prior mean)
DCM. options. D           = 1;        % downsampling
% Data and spatial model
DCM      = spm_dcm_erp_data(DCM);
% Location priors for dipoles
switch jjj
    case 1
DCM. Lpos   = [[-40;22;31] [40;22;31] [-40;-56;38] [40;-56;38] [-10;9;64] [10;9;64]];
DCM. Sname = {'L_iFg','R_iFg','L_IPs','R_IPs','L_SMA','R_SMA'};
Nareas      = size(DCM. Lpos,2);
    case 2
DCM. Lpos   = [[-40;-56;38] [40;-56;38] [-40;22;31] [40;22;31] [-10;9;64] [10;9;64]];
DCM. Sname = {'L_IPs','R_IPs','L_iFg','R_iFg','L_SMA','R_SMA'};
Nareas      = size(DCM. Lpos,2);
    case 3
```

```
DCM.Lpos  = [[-10;9;64] [10;9;64] [-40;22;31] [40;22;31] [-40;-56;38]
[40;-56;38]];
DCM.Sname = {  'L_SMA','R_SMA','L_iFg','R_iFg','L_IPs','R_IPs'};
Nareas     = size(DCM.Lpos,2);
    case 4
DCM.Lpos  = [[-40;-56;38] [40;-56;38] [-10;9;64] [10;9;64] [-40;22;
31] [40;22;31]];
DCM.Sname = {'L_IPs','R_IPs','L_SMA','R_SMA','L_iFg','R_iFg'};
Nareas     = size(DCM.Lpos,2);
end
% Spatial model
DCM = spm_dcm_erp_dipfit(DCM);
% Specify connectivity model
for iii = 1:5
    switch iii
        case 1
cd(Panalysis)
            DCM.A{1} = zeros(Nareas,Nareas);
            DCM.A{1} = zeros(Nareas,Nareas);
            DCM.A{1}(3,1)= 1;
            DCM.A{1}(4,2)= 1;
            DCM.A{1}(5,3)= 1;
            DCM.A{1}(6,4)= 1;
            DCM.A{2} = zeros(Nareas,Nareas);
            DCM.A{2}(1,3)= 1;
            DCM.A{2}(2,4)= 1;
            DCM.A{2}(3,5)= 1;
            DCM.A{2}(4,6)= 1;
            DCM.A{3} = zeros(Nareas,Nareas);
            DCM.A{3}(2,1)= 1;
            DCM.A{3}(1,2)= 1;
            DCM.A{3}(3,4)= 1;
            DCM.A{3}(4,3)= 1;
            DCM.A{3}(5,6)= 1;
            DCM.A{3}(6,5)= 1;
DCM.C = [1; 1; 0; 0; 0; 0];
        case 2
cd(Panalysis)
```

```
DCM. A{1}  = zeros(Nareas,Nareas);
        DCM. A{1}  = zeros(Nareas,Nareas);
        DCM. A{1}(3,1)= 1;
        DCM. A{1}(4,2)= 1;
        DCM. A{1}(5,1)= 1;
        DCM. A{1}(6,2)= 1;
        DCM. A{1}(5,3)= 1;
        DCM. A{1}(6,4)= 1;
        DCM. A{2}  = zeros(Nareas,Nareas);
        DCM. A{2}(1,3)= 1;
        DCM. A{2}(2,4)= 1;
        DCM. A{1}(1,5)= 1;
        DCM. A{1}(2,6)= 1;
        DCM. A{2}(3,5)= 1;
        DCM. A{2}(4,6)= 1;
        DCM. A{3}  = zeros(Nareas,Nareas);
        DCM. A{3}(3,4)= 1;
        DCM. A{3}(4,3)= 1;
        DCM. A{3}(5,6)= 1;
        DCM. A{3}(6,5)= 1;
         DCM. C = [1; 1; 0; 0; 0; 0];
    case 3
cd(Panalysis)
        DCM. A{1}  = zeros(Nareas,Nareas);
        DCM. A{1}  = zeros(Nareas,Nareas);
        DCM. A{1}(3,1)= 1;
        DCM. A{1}(4,2)= 1;
        DCM. A{1}(5,1)= 1;
        DCM. A{1}(6,2)= 1;
        DCM. A{1}(5,3)= 1;
        DCM. A{1}(6,4)= 1;
        DCM. A{2}  = zeros(Nareas,Nareas);
        DCM. A{2}(1,3)= 1;
        DCM. A{2}(2,4)= 1;
        DCM. A{1}(1,5)= 1;
        DCM. A{1}(2,6)= 1;
        DCM. A{2}(3,5)= 1;
        DCM. A{2}(4,6)= 1;
```

```
            DCM. A{3} = zeros( Nareas, Nareas) ;
            DCM. A{3}(2,1)= 1;
            DCM. A{3}(1,2)= 1;
            DCM. A{3}(3,4)= 1;
            DCM. A{3}(4,3)= 1;
            DCM. A{3}(5,6)= 1;
            DCM. A{3}(6,5)= 1;
            DCM. C = [1; 1; 0; 0; 0; 0];
        case 4
cd( Panalysis)
            DCM. A{1} = zeros( Nareas, Nareas) ;
            DCM. A{1} = zeros( Nareas, Nareas) ;
            DCM. A{1}(3,1)= 1;
            DCM. A{1}(4,2)= 1;
            DCM. A{1}(5,1)= 1;
            DCM. A{1}(6,2)= 1;
            DCM. A{1}(5,3)= 1;
            DCM. A{1}(6,4)= 1;
            DCM. A{2} = zeros( Nareas, Nareas) ;
            DCM. A{2}(1,3)= 1;
            DCM. A{2}(2,4)= 1;
            DCM. A{1}(1,5)= 1;
            DCM. A{1}(2,6)= 1;
            DCM. A{2}(3,5)= 1;
            DCM. A{2}(4,6)= 1;
            DCM. A{3} = zeros( Nareas, Nareas) ;
            DCM. A{3}(5,6)= 1;
            DCM. A{3}(6,5)= 1;
DCM. C = [1; 1; 0; 0; 0; 0];
        case 5
cd( Panalysis)
            DCM. A{1} = zeros( Nareas, Nareas) ;
            DCM. A{1} = zeros( Nareas, Nareas) ;
            DCM. A{1}(3,1)= 1;
            DCM. A{1}(4,2)= 1;
            DCM. A{1}(6,1)= 1;
            DCM. A{1}(5,2)= 1;
            DCM. A{1}(5,3)= 1;
```

```
            DCM. A{1}(6,4)= 1;
            DCM. A{2}   = zeros(Nareas,Nareas);
            DCM. A{2}(1,3)= 1;
            DCM. A{2}(2,4)= 1;
            DCM. A{1}(1,6)= 1;
            DCM. A{1}(2,5)= 1;
            DCM. A{2}(3,5)= 1;
            DCM. A{2}(4,6)= 1;
            DCM. A{3}   = zeros(Nareas,Nareas);
            DCM. A{3}(5,6)= 1;
            DCM. A{3}(6,5)= 1;
        DCM. C = [1; 1; 0; 0; 0; 0];
    end
dcmNumber = num;
suject = 'DCM_Ex_R_';
dcmName = strcat(suject,num2str(dcmNumber));
    DCM. name = dcmName;
    DCM        = spm_dcm_erp(DCM);
    num = num+1;
end
```

第三节　DCM 应用举例

　　DCM 最早用于 fMRI,后来逐渐扩展到 EEG。与 fMRI 中的 DCM 应用研究相比,DCM 在 EEG 中的研究相对较少,其研究内容基本上是在 fMRI 中研究内容的基础上逐渐展开,主要涉及认知神经科学领域以及疾病相关的脑网络研究。

　　Pugh 等研究者将 DCM 用于确定情绪体验中有效连接性的文化和性别差异,结果表明中国参与者具有更完整的背外侧前额叶皮层的连接模型,该研究有助于揭示个体的文化背景差异与脑神经网络之间的关系[10]。Casey 等利用 DCM 评估了先前建立的听觉处理网络节点之间有效连接的变化,研究结果表明在意识消失的过程中,正常的预测编码过程会中断,因此所有传入的听觉刺激都变得新奇[11]。Oestreich 等针对听觉预测进行了研究,结果表明预测外界声音的神经回路可能与预测意志语言的大脑区域有关,可能包括弓状神经束和额侧神经束[12]。

参考文献

［1］PARR T,MIRZA M B,CAGNAN H,et al. Dynamic Causal Modelling of Active Vision［J］. J Neurosci,2019,39(32):6265-6275. DOI:10. 1523/JNEUROSCI. 2459-18. 2019.

［2］VAN WIJK B,CAGNAN H,LITVAK V,et al. Generic dynamic causal modelling:An illustrative application to Parkinson´s disease［J］. Neuroimage,2018,181:818-830. DOI: 10. 1016/j. neuroimage. 2018. 08. 039.

［3］高晴,陈华富. 基于动态因果模型的运动执行和运动想象脑网络研究［J］. 电子科技大学学报,2010,39(03):457-460. DOI:10. 3969/j. issn. 1001-0548. 2010. 03. 030.

［4］FRISTON K J,HARRISON L,PENNY W. Dynamic causal modelling［J］. Neuroimage, 2003,19(4):1273-1302. DOI:10. 1016/s1053-8119(03)00202-7.

［5］FRISTON K J,MECHELLI A,TURNER R,et al. Nonlinear responses in fMRI:the Balloon model,Volterra kernels,and other hemodynamics［J］. Neuroimage,2000,12(4):466-477. DOI:10. 1006/nimg. 2000. 0630.

［6］BONSTRUP M,SCHULZ R,FELDHEIM J,et al. Dynamic causal modelling of EEG and fMRI to characterize network architectures in a simple motor task［J］. Neuroimage,2016, 124(Pt A):498-508. DOI:10. 1016/j. neuroimage. 2015. 08. 052.

［7］DIMA D,ROISER J P,DIETRICH D E,et al. Understanding why patients with schizophrenia do not perceive the hollow-mask illusion using dynamic causal modelling ［J］. Neuroimage,2009,46(4):1180-1186. DOI:10. 1016/j. neuroimage. 2009. 03. 033.

［8］MURTA T,LEAL A,GARRIDO M I,et al. Dynamic Causal Modelling of epileptic seizure propagation pathways:a combined EEG-fMRI study［J］. Neuroimage,2012,62(3):1634-1642. DOI:10. 1016/j. neuroimage. 2012. 05. 053.

［9］FRISTON K J,PRELLER K H,MATHYS C,et al. Dynamic causal modelling revisited［J］. Neuroimage,2019,199:730-744. DOI:10. 1016/j. neuroimage. 2017. 02. 045.

［10］PUGH Z H,HUANG J,LESHIN J,et al. Culture and gender modulate dlPFC integration in the emotional brain: evidence from dynamic causal modeling ［J］. Cognitive Neurodynamics,2023,17(1):153-168. DOI:10. 1007/s11571-022-09805-2.

［11］CASEY C P,TANABE S,FARAHBAKHSH Z,et al. Dynamic causal modelling of auditory surprise during disconnected consciousness:The role of feedback connectivity ［J］. Neuroimage,2022,263:119657. DOI:10. 1016/j. neuroimage. 2022. 119657.

［12］OESTREICH L K L,RANDENIYA R,GARRIDO M I. Auditory white matter pathways are associated with effective connectivity of auditory prediction errors within a fronto-temporal network ［J］. NeuroImage,2019,195:454-462. DOI:10. 1016/j. neuroimage. 2019. 04. 008.

第九章

跨频率耦合

跨频率耦合(cross-frequency coupling, CFC)注重研究不同频带信号之间的相互作用,CFC 现象在人/动物、局部场电位/颅内 EEG/头皮 EEG/MEG 信号以及多种认知任务过程中都有所发现,被认为是一种整合与感觉、运动以及认知功能相关的大尺度脑网络和局部神经活动之间信息交流的潜在大脑机制。本章首先对四种类型的 CFC 进行阐述,在此基础上重点说明每一种类型 CFC 的具体算法,最后列举部分 CFC 典型应用案例以供读者参考。

第一节　跨频率耦合的定义和类型

跨频率耦合(cross-frequency coupling, CFC)是指不同频带脑电信号的幅度、相位或频率之间的统计学依赖性。这里所谓的不同频带脑电信号,一般指的是低频(如 theta 和 alpha 频带)和高频(如 gamma 频带)脑电信号,也就是说 CFC 研究的是低频和高频脑电信号的幅度、相位或频率之间的关系性。CFC 一般在同一个电极/脑区上进行计算,比如说,同一个电极上记录到的脑电信号,分别滤波得到 theta 和 gamma 频带脑电信号,计算 theta 和 gamma 之间的 CFC。当然,CFC 也可以在不同电极/脑区之间进行计算,比如说,分析 A 电极上的 theta 频带脑电信号与 B 电极上的 gamma 频带脑信号之间的 CFC。

理论上来说,CFC 可以分为四类[1,2]:幅-幅耦合(amplitude-amplitude coupling, AAC),相-幅耦合(phase-amplitude coupling, PAC),相-相耦合(phase-phase coupling, PPC)和相-频耦合(phase-frequency coupling, PFC)。

幅-幅耦合 AAC 是指低频信号的幅度/能量对高频信号幅度/能量的调控。图 9-1 为幅-幅耦合 AAC 的典型示意图,其中上图为低频信号,下图为高频信号,从图中可以看到,低频信号幅度比较大的位置,高频信号的幅度也很大,而在低频信号幅度很小的位置,高频信号的幅度同样也很小。换句话说,低频信号的幅度对高频信号的幅度有一种调控效应。在图 9-1 所示的例子中,低频信号的幅度对高频信号的幅度是一种"正性"调控,即随着低频信号幅度的增大/降低,高频信号幅度也同时增大/减小,低频信号幅度和高频信号幅度之间是一种正相关的关系。但实际中,低频信号的幅度对高频信号的幅度也会存在"负性"调控效应,即低频信号幅度和高频信号幅度之间是一种负相关的关系。

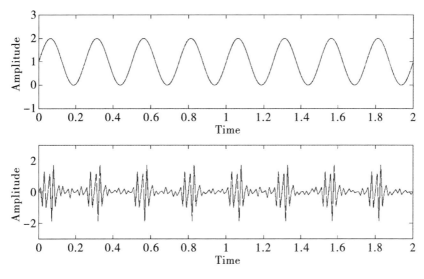

图 9-1　幅-幅耦合 AAC 示例

相-幅耦合 PAC 是指低频信号的相位对高频信号幅度/能量的调控。图 9-2 为相-幅耦合 PAC 的典型示意图,上图为低频信号,中图为低频信号的相位,下图为高频信号,从图中可以看到,在低频信号的波谷位置(相当于 $2\pi/-2\pi$ 相位位置)高频信号的幅度较大,而在其他相位位置高频信号的幅度很小。换句话说,只有在低频信号的特定相位位置,高频信号的幅度才比较大,即低频信号的相位对高频信号的幅度有一种调控效应。在图 9-2 所示的例子中,PAC 主要出现在低频信号的波谷位置(相当于 $2\pi/-2\pi$ 相位位置),但实际中 PAC 可能会出现在低频信号的任何相位位置。如图 9-3 所示,在低频信号的波峰位置(相当于 0 相位位置)高频信号的幅度较大,而在其他相位位置高频信号的幅度很小。

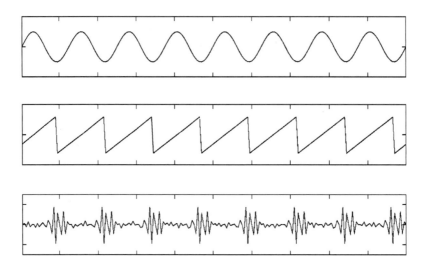

图 9-2　相-幅耦合 PAC 示例 1

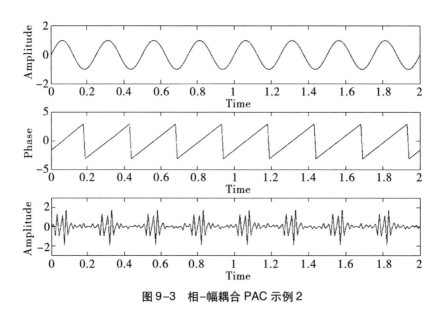

图 9-3　相-幅耦合 PAC 示例 2

　　相-相耦合 PPC 是指低频信号的相位和高频信号相位之间的调控作用,一般采用 n∶m 的锁相关系来表示,即每 n 个周期的低频信号对应有 m 个周期的高频信号。一个典型的示例如图 9-4,上面两幅图表示低频信号(这里用 4 Hz 正弦信号)及其相位,下面两幅图表示高频信号(这里用 40 Hz 正弦信号)及其相位,每 1 个低频信号的周期对应 10 个高频信号的周期,因此是一种 n∶m=1∶10 的锁相关系。

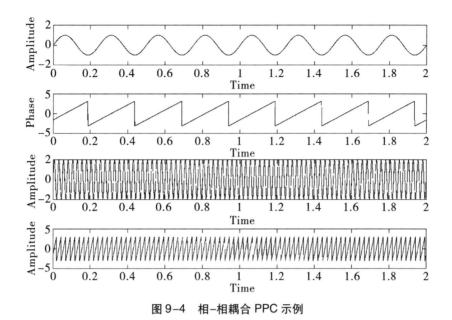

图 9-4　相-相耦合 PPC 示例

相-频耦合 PFC 是指低频信号的相位对高频信号频率的调控。图 9-5 为相-频耦合 PFC 的典型示意图,其中上图为低频信号,中图为低频信号的相位,下图为高频信号,从图中可以看到,在低频信号的波峰位置(相当于 0 相位位置)高频信号的频率较大,而在其他相位位置高频信号的频率很小。也就是说,只有在低频信号的特定相位位置,高频信号的频率才比较大,即低频信号的相位对高频信号的频率有一种调控效应。

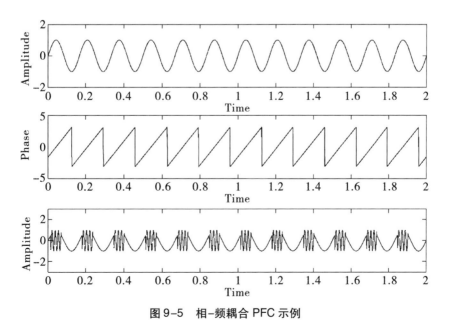

图 9-5　相-频耦合 PFC 示例

上述 4 种类型的 CFC 中,相-幅耦合 PAC 在实际的实验中研究得最多,其次是相-相耦合 PPC 和幅-幅耦合 AAC,相-频耦合 PFC 主要存在于理论层面而在实际的研究中几乎没有检测到。因此,在接下来的章节中,重点对 PAC、PPC 和 AAC 的不同算法进行详细阐述。

第二节 相-幅耦合

正如前面所述,相-幅耦合(phase-amplitude coupling,PAC)是指低频信号的相位对高频信号幅度/能量的调控,目前研究者提出了多种算法来定量研究 PAC。下面,笔者对常用的几种 PAC 算法进行详细说明。

一、调控指数(modulation index,MIn)

调控指数 MIn 是由 Canolty[3] 等提出的一种定量表征 PAC 的指标,是目前应用最为广泛的 PAC 算法之一,其定义如下:

$$\text{MIn} = \left| n^{-1} \sum_{t=1}^{n} A_t \, e^{i\theta_t} \right| \tag{9-1}$$

其中,其中 n 表示 EEG 信号中样本点总数,t 表示时间点,A_t 表示高频带 EEG 信号在 t 时刻的幅度/能量,θ_t 表示低频带 EEG 信号在 t 时刻的相位,i 表示复数单位。这里,MIn 指标的取值可能是大于 0 的任意值,值越大表示相-幅耦合越强。

根据公式 9-1 的定义,可以按照如下步骤来计算 MIn:

(1)对原始 EEG 信号进行带通滤波,得到低频带 EEG 信号(如 theta 频带)。

(2)再次对原始 EEG 信号进行带通滤波,得到高频带 EEG 信号(如 gamma 频带)。

(3)分别对低频带和高频带 EEG 信号进行希尔伯特变换,得到低频带 EEG 信号的相位信息和高频带 EEG 信号的幅度/能量信息。

(4)把提取到的低频带 EEG 信号的相位信息和高频带 EEG 信号的幅度/能量信息代入到公式 9-1 即可。

为便于读者对 MIn 指标有更直观的理解,我们以实际数据为例(本书附带资料:RestingEEGdemo. mat),计算每个通道的 theta 频带(4 ~ 8 Hz)和 gamma 频带(30 ~ 40 Hz)之间的 MIn,示例代码如下所示,其中 MInfunction. m 是笔者编写好的计算 MIn 的子函数(代码见本书附带资料:MInfunction. m,MIndemo. m):

```
clear;
clc;
load RestingEEGdemo. mat
% 滤波得到低频信号
EEG1 = pop_eegfiltnew(EEG,4,8,414,0,[ ],0);
```

% 滤波得到高频信号

EEG2 = pop_eegfiltnew(EEG,30,40,110,0,[ ],0) ;

for i = 1:EEG. nbchan

MIn(i) = MInfunction(EEG1. data(i,:) ,EEG2. data(i,:)) ;

end

figure(9)

stem(MIn)

xlabel('Chan')

ylabel('MIn')

set(gca,'FontSize',14) ;

计算得到的每个通道的 theta 频带和 gamma 频带之间的 MIn 如图 9-6 所示。

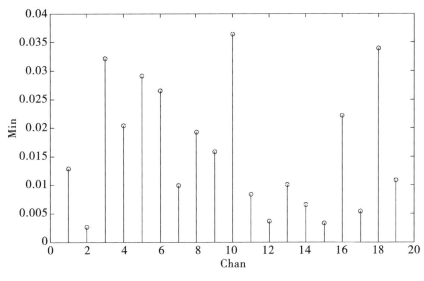

图 9-6　每个通道的 MIn

二、同步化指数(synchronization index,SI)

同步化指数 SI 也是常用的一种 PAC 指标,SI 可由如下公式定义[4]:

$$SI = \left| n^{-1} \sum_{t=1}^{n} e^{i(\theta_{lt} - \theta_{ut})} \right| \qquad (9-2)$$

其中,n 表示 EEG 信号中样本点总数,t 表示时间点,θ_{lt} 表示低频带 EEG 信号在 t 时刻的相位,θ_{ut} 表示高频带 EEG 信号的能量时间序列在 t 时刻的相位,i 表示复数单位。这里,SI 指标的取值为 0 到 1 之间。

根据公式 9-2 的定义,可以按照如下步骤来计算 SI:

(1)对原始 EEG 信号进行带通滤波,得到低频带 EEG 信号(如 theta 频带)。

(2)再次对原始 EEG 信号进行带通滤波,得到高频带 EEG 信号(如 gamma 频带)。

（3）对低频带 EEG 信号进行希尔伯特变换，得到低频带 EEG 信号的相位信息。

（4）对高频带 EEG 信号进行希尔伯特变换，得到高频带 EEG 信号的能量时间序列；再次对得到的能量时间序列进行希尔伯特变换，得到高频 EEG 信号能量时间序列的相位信息。

（5）把提取到的低频带 EEG 信号的相位信息和高频带 EEG 信号能量的相位信息代入到公式 9-2 即可。

SI 的一个变形是在上述步骤（4）中，得到高频带 EEG 信号的能量时间序列之后，先对这个能量序列进行带通滤波（滤波范围与第 1 步中低频带 EEG 信号的滤波范围一致），然后再对滤波后的能量时间序列进行希尔伯特变换，得到相位信息[11]。

为便于读者对 SI 指标有更直观的理解，我们以实际数据为例（本书附带资料：RestingEEGdemo. mat），计算每个通道的 theta 频带（4 ~ 8 Hz）和 gamma 频带（30 ~ 40 Hz）之间的 SI，示例代码如下所示，其中 SIfunction. m 是编写好的计算 SI 的子函数（代码也见本书附带资料：SIfunction. m，SIdemo. m）：

```
clear;
clc;
load RestingEEGdemo. mat
%滤波得到低频信号
EEG1 = pop_eegfiltnew(EEG,4,8,414,0,[ ],0);
%滤波得到高频信号
EEG2 = pop_eegfiltnew(EEG,30,40,110,0,[ ],0);
for i=1:EEG. nbchan
    SI(i)=SIfunction(EEG1. data(i,:),EEG2. data(i,:));
end
figure(9)
stem(SI)
xlabel('Chan')
ylabel('SI')
set(gca,'FontSize',14);
```

计算得到的每个通道的 theta 频带和 gamma 频带之间的 SI 如图 9-7 所示：

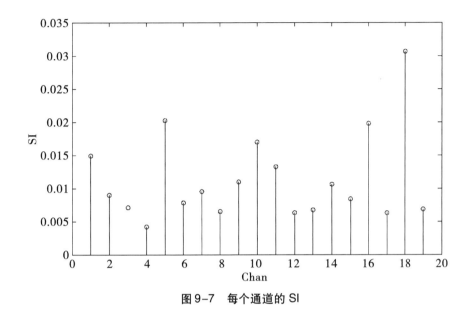

图 9-7 每个通道的 SI

三、包络-信号相关

Bruns 等[5]采用相关的方法度量低频信号与高频信号之间的 PAC,他们称这种方法为包络-信号相关(envelope-to-signal correlation,ESC),ESC 的定义如下[6]:

$$\text{ESC} = \text{Corr}(X_{low}, A_{high}) \tag{9-3}$$

其中 X_{low} 表示低频带的 EEG 信号,A_{high} 表示高频带 EEG 信号的幅度/能量,Corr 表示相关。

根据公式 9-3 的定义,可以按照如下步骤来计算 ESC:

(1)对原始 EEG 信号进行带通滤波,得到低频带 EEG 信号(如 theta 频带)。

(2)再次对原始 EEG 信号进行带通滤波,得到高频带 EEG 信号(如 gamma 频带)。

(3)对高频带 EEG 信号进行希尔伯特变换,得到高频带 EEG 信号的幅度时间序列。

(4)计算低频带 EEG 信号与高频带 EEG 信号的幅度时间序列之间的相关即得到 ESC。

我们以实际数据为例(本书附带资料:RestingEEGdemo. mat),计算每个通道的 theta 频带(4 ~ 8 Hz)和 gamma 频带(30 ~ 40 Hz)之间的 ESC,示例代码如下所示,其中 ESCfunction. m 是编写好的计算 ESC 的子函数(代码也见本书附带资料:ESCfunction. m, ESCdemo. m):

```
clear;
clc;
load RestingEEGdemo. mat
% 滤波得到低频信号
EEG1 = pop_eegfiltnew(EEG,4,8,414,0,[ ],0);
```

```
% 滤波得到高频信号
EEG2 = pop_eegfiltnew(EEG,30,40,110,0,[ ],0);
for i=1:EEG.nbchan
    ESC(i)=ESCfunction(EEG1.data(i,:),EEG2.data(i,:));
end
figure(9)
stem(ESC)
xlabel('Chan')
ylabel('ESC')
set(gca,'FontSize',14);
```

计算得到的每个通道的 theta 频带和 gamma 频带之间的 ESC 如图 9-8 所示。

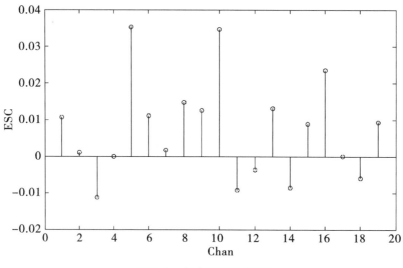

图 9-8　每个通道的 ESC

四、幅度归一化的包络-信号相关

在上述 ESC 公式中,计算得到的 ESC 容易受到低频信号幅度的影响,因此可以定义幅度归一化的包络-信号相关(amplitude normalized envelope-to-signal correlation, NESC)[6]:

$$NESC = \mathrm{Corr}(\cos(\theta_{low}), A_{high}) \tag{9-4}$$

其中 θ_{low} 表示低频带 EEG 信号的相位,cos 表示余弦函数,A_{high} 表示高频带 EEG 信号的幅度,Corr 表示相关。

根据公式 9-4 的定义,可以按照如下步骤来计算 NESC:

(1)对原始 EEG 信号进行带通滤波,得到低频带 EEG 信号(如 theta 频带)。

(2)再次对原始 EEG 信号进行带通滤波,得到高频带 EEG 信号(如 gamma 频带)。

（3）对高频带 EEG 信号进行希尔伯特变换,得到高频带 EEG 信号的幅度时间序列。

（4）对低频带 EEG 信号进行希尔伯特变换,得到低频带 EEG 信号的相位时间序列。

（5）把得到的低频相位信息和高频幅度信息代入公式即可得到 NESC。

我们以实际数据为例(本书附带资料:RestingEEGdemo. mat),计算每个通道的 theta 频带(4~8 Hz)和 gamma 频带(30~40 Hz)之间的 NESC,示例代码如下所示,其中 NESC-function. m 是笔者编写好的计算 NESC 的子函数(代码也见本书附带资料:NESCfunction. m,NESCdemo. m):

```
clear;
clc;
load RestingEEGdemo. mat
% 滤波得到低频信号
EEG1 = pop_eegfiltnew( EEG,4,8,414,0,[ ],0);
% 滤波得到高频信号
EEG2 = pop_eegfiltnew( EEG,30,40,110,0,[ ],0);
for i=1:EEG. nbchan
    NESC( i)= ESCfunction( EEG1. data( i,:),EEG2. data( i,:));
end
figure(9)
stem( NESC)
xlabel('Chan')
ylabel('NESC')
set( gca,'FontSize',14);
```

计算得到的每个通道的 theta 频带和 gamma 频带之间的 NESC 如图 9-9 所示。

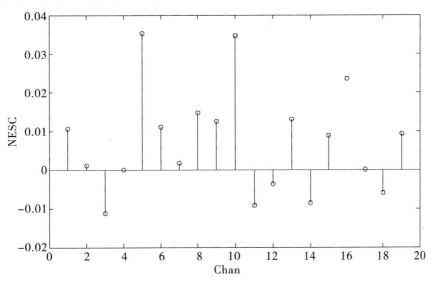

图 9-9　每个通道的 NESC

五、跨频率相干

跨频率相干(cross frequency coherence, CFCo)是一种基于波谱相干的 PAC 算法,该算法由 Osipova 等研究者提出[7],具体定义如下:

对于脑电信号 $X(t)$,其在某个频率 f_2 处的能量时间序列为 $S_{f2}(t)$,可以计算在特定频率 f_1 下 $X(t)$ 和 $S_{f2}(t)$ 之间的相干值,如下公式所示:

$$CFCo(f_1,f_2) = \frac{|P_{X,S_{f2}}|^2}{P_{X,X} \times P_{S_{f2},S_{f2}}} \tag{9-5}$$

其中,$P_{X,S_{f2}}$ 表示 $X(t)$ 和 $S_{f2}(t)$ 之间互谱密度,$P_{X,X}$ 表示 $X(t)$ 的自谱密度,$P_{S_{f2},S_{f2}}$ 表示 $S_{f2}(t)$ 的自谱密度。

上述公式中,f_1 一般表示低频带信号的某个频率,f_2 表示高频带信号的某个频率,可以通过改变 f_2 的值,从而得到不同频率处的能量时间序列为 $S_{f2}(t)$,那么计算得到的 CFCo 是一个低频频率×高频频率的二维矩阵,矩阵中每个元素值表示不同频率 f_1 处的低频信号相位和不同频率 f_2 处的高频信号幅度之间的耦合值。

如果上述公式中的 $S_{f2}(t)$ 表示脑电信号 $X(t)$ 在某个频带范围内的能量时间序列(如对 $X(t)$ 进行带通滤波得到 gamma 频带信号,再通过希尔伯特变换得到 gamma 频带的能量时间序列),此时计算得到的 CFCo 是一个低频频率×1 的一维向量,每个元素值表示不同频率 f_1 处的低频信号相位和高频带信号幅度(如 gamma 频带的幅度)之间的耦合值。针对这种情况,读者可以按如下步骤计算 CFCo:

(1)对原始脑电信号 $X(t)$ 进行带通滤波,得到高频带 EEG 信号(如 gamma 频带)。

(2)对得到的高频带 EEG 信号进行希尔伯特变换,得到其能量时间序列 $S_{f2}(t)$。

(3)计算 $X(t)$ 和 $S_{f2}(t)$ 之间的相干,这里可以直接调用 Matlab 中的 mscohere 函数计算波谱相干。

mscohere 函数的用法如下:

$[Cxy, F] = mscohere(X, Y, WINDOW, NOVERLAP, NFFT, Fs)$

其中 X,Y 表示待计算相干的两个信号,在这里分别表示 $X(t)$ 和 $S_{f2}(t)$,WINDOW 表示截取信号的窗类型和长度,NOVERLAP 表示相邻两个窗口数据片段的重叠数据点数,NFFT 表示对每个窗口内数据片段进行傅里叶变化的数据点数,Fs 表示采样率。对于输出结果,Cxy 表示每个频率处的相干值,F 表示每个频率点。

六、基于熵的调控指数

基于熵的调控指数(modulation index based entropy, MIE)虽然也称为调控指数,但是与 Canolty[3] 等的调控指数在原理上显著不同,MIE 由 Tort 等研究者[8] 提出,其基本原理是利用香农熵来表征高频幅度相对低频相位的分布。MIE 是目前应用最为广泛的 PAC 指标之一,具体算法如下:

(1)对于原始的脑电信号 X(t),可以滤波得到低频带信号 $X_1(t)$ 和高频带信号 $X_h(t)$。

（2）通过希尔伯特变换得到低频带信号 $X_l(t)$ 的相位信息 $\theta_l(t)$ 以及高频带信号 $X_h(t)$ 的幅度信息 $A_h(t)$。

（3）把低频信号的相位 $\theta_l(t)$ 分割成 18 个等间隔角度（每个间隔 20°），计算在每个角度间隔范围内的 $A_h(t)$ 的平均值，记为 $\overline{A_h(m)}$，表示在第 m 个角度间隔内的 $A_h(t)$ 平均值，其中 m 等于 1 到 18。

（4）计算如下香农熵值：

$$H = -\sum_{m=1}^{18} P_m \log(P_m) \tag{9-6}$$

其中 P_m 定义如下：

$$P_m = \frac{\overline{A_h(m)}}{\sum\limits_{m=1}^{18} \overline{A_h(m)}} \tag{9-7}$$

（5）由此可以得到 MIE：

$$MIE = \frac{\log(18) - H}{\log(18)} \tag{9-8}$$

七、基于一般线性模型的相-幅耦合

Penny 等研究者[6]认为可以采用一般线性模型（general linear model，GLM）来表征低频信号的相位方差可以在多大程度上解释高频信号幅度方差，以此来量化相-幅耦合，具体定义如下：

$$A_{high} = X\beta + e \tag{9-9}$$

其中 A_{high} 表示高频带 EEG 信号的幅度/能量信息，β 表示回归系数，e 表示回归误差，X 表示设计矩阵，其包含 3 列，第 1 列为 $\cos(\theta_{low})$，第 2 列为 $\sin(\theta_{low})$，第 3 列为 1。

由此可以推导得到 PACGLM 如下公式所示：

$$PACGLM = \frac{SS(A_{high}) - SS(e)}{SS(A_{high})} \tag{9-10}$$

其中 $SS(A_{high})$ 表示 A_{high} 的平方和，$SS(e)$ 表示 e 的平方和。

第三节　幅-幅耦合

幅-幅耦合（amplitude-amplitude coupling，AAC）算法比较简单，一般是采用皮尔逊相关[9]或者斯皮尔曼相关[10]计算低频带 EEG 信号和高频带 EEG 信号幅度/能量之间的相关性，基于皮尔逊相关的 ACC 可以用如下公式来表示：

$$AAC_P = \frac{\text{Cov}(A_{high}, A_{low})}{\text{Std}(A_{high}) \times \text{Std}(A_{low})} \tag{9-11}$$

其中 A_{low} 表示低频带 EEG 信号(如 theta 频带)的幅度/能量时间序列,A_{high} 表示高频带 EEG 信号(如 gamma 频带)的幅度/能量时间序列。

基于斯皮尔曼相关的 ACC 定义如下:

$$AAC_S = 1 - \frac{6\sum_{k=1}^{N}(A_{highk}^{rank} - A_{lowk}^{rank})^2}{N(N^2-1)} \tag{9-12}$$

其中,N 表示 EEG 信号样本点总数,A_{low} 表示低频带 EEG 信号(如 theta 频带)的幅度/能量时间序列,A_{high} 表示高频带 EEG 信号(如 gamma 频带)的幅度/能量时间序列,A_{highk}^{rank} 表示对 A_{high} 中的元素排序后得到的等级(秩次序),同样 A_{lowk}^{rank} 表示对 A_{low} 中的元素排序后得到的等级(秩次序)。

我们以实际数据为例(本书附带资料:RestingEEGdemo. mat),计算每个通道的 theta 频带(4~8 Hz)和 gamma 频带(30~40 Hz)之间的 AAC_P,示例代码如下所示,其中 AAC-function. m 是笔者编写好的计算 AAC_P 的子函数(代码也见本书附带资料:AACfunction. m,AACdemo. m):

```
clear;
clc;
load RestingEEGdemo. mat
% 滤波得到低频信号
EEG1 = pop_eegfiltnew( EEG,4,8,414,0,[ ],0) ;
% 滤波得到高频信号
EEG2 = pop_eegfiltnew( EEG,30,40,110,0,[ ],0) ;
for i = 1 :EEG. nbchan
    AAC(i) = AACfunction( EEG1. data(i,:) ,EEG2. data(i,:)) ;
end
figure(9)
stem( AAC)
xlabel('Chan')
ylabel('AAC')
set( gca,'FontSize',14) ;
```

计算得到每个通道 theta 频带和 gamma 频带之间的 AAC_P 如图 9-10 所示。

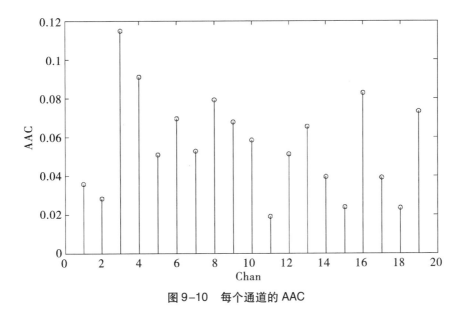

图9-10　每个通道的 AAC

第四节　相-相耦合

如前面所述,相-相耦合(phase-phase coupling,PPC)是指低频信号的相位和高频信号相位之间的调控作用,一般采用 n:m 的锁相关系来表示。为了定量表征这种锁相关系,可以用以下公式来表示[11,12]:

$$PCC_{n:m} = \left| n^{-1} \sum_{t=1}^{n} e^{i(m \times \theta_{lt} - n \times \theta_{ht})} \right| \tag{9-13}$$

其中 n 表示 EEG 信号样本点总数, θ_{lt} 表示低频带 EEG 信号的相位信息, θ_{ht} 表示高频带 EEG 信号的相位信息, n 和 m 都是正整数,定义了低频信号和高频信号之间的 n:m 的锁相关系。

我们以实际数据为例(本书附带资料:RestingEEGdemo. mat),计算每个通道的 theta 频带(4~8 Hz)和 gamma 频带(30~40 Hz)之间的 1:5 的 PPC,示例代码如下所示,其中 PPCfunction. m 是笔者编写好的计算 PPC 的子函数(代码也见本书附带资料:PPCfunction. m,PPCdemo. m):

```
clear;
clc;
load RestingEEGdemo. mat
% 滤波得到低频信号
EEG1 = pop_eegfiltnew( EEG,4,8,414,0,[ ],0);
% 滤波得到高频信号
```

```
EEG2 = pop_eegfiltnew(EEG,30,40,110,0,[ ],0);
n=1;
m=5;
for i=1:EEG.nbchan
    PPC(i)=PPCfunction(EEG1.data(i,:),EEG2.data(i,:),n,m);
end
figure(9)
stem(PPC)
xlabel('Chan')
ylabel('PPC')
set(gca,'FontSize',14)
```

计算得到每个通道的 PPC 如图 9-11 所示。

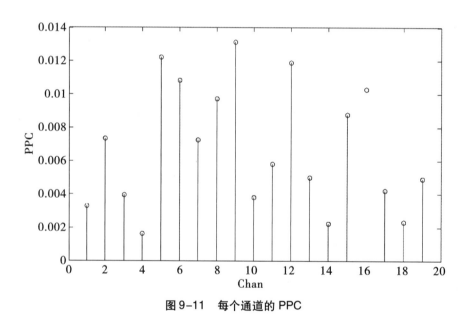

图 9-11　每个通道的 PPC

第五节　跨频率耦合应用举例

　　CFC 被认为是一种整合大尺度脑网络和局部神经活动之间信息交流的潜在大脑机制,并且在多种神经电生理信号中都有所发现,因此 CFC 目前被广泛用于大脑认知机制和脑疾病电生理标志物等方面的研究。由于本书的重点是算法的讲解,故这里仅挑选几个典型的 CFC 研究进行简单说明以供读者参考,更多的研究读者可以阅读一些关于 CFC 的优秀综述文章[1,2,6,13-18]。

　　为了阐明海马内的 theta-gamma 相-幅耦合的功能意义,Tort 等研究者[8]在大鼠执行项目-情境关联学习任务过程中记录海马 CA3 区域的局部场电位信号,结果发现 theta-gamma 相-幅耦合强度在学习过程中显著增强,并且相-幅耦合强度与大鼠在学习任务中的表现(准确率)成正相关,这说明海马内的 theta-gamma 相-幅耦合在信息编码中起着重要作用。

　　工作记忆缺陷是阿尔茨海默病(AD)和轻度认知功能障碍(MCI)患者常见临床症状,而 theta-gamma 相-幅耦合是支持工作记忆的一种神经生理机制,为了阐明 AD 和 MCI 患者工作记忆缺陷是否伴随 theta-gamma 相-幅耦合的异常改变,Goodman 等研究者[19]募集 AD、MCI 和健康对照 3 组人,并在他们执行工作记忆任务的同时采集 EEG 信号。结果表明:与健康被试相比,AD 患者在工作记忆任务中的表现最差,其次是 MCI 病人;AD 患者的 theta-gamma 相-幅耦合强度最弱,其次是 MCI 病人;theta-gamma 相-幅耦合强度与工作记忆任务表现成正相关。

　　Kim 等[20]尝试研究注意力缺陷多动障碍(ADHD)儿童在执行心算任务过程中的 theta-gamma 相-幅耦合是否出现异常变化,结果发现与健康对照组相比,ADHD 儿童在广泛的大脑区域都表现出 theta-gamma 相-幅耦合强度的显著降低。

参考文献

[1]OLE JENSEN,LAURA L. Colgin Cross-frequency coupling between neuronal oscillations [J]. Trends in Cognitive Sciences,2007,11(7):267-269. DOI:10. 1016/j. tics. 2007. 05. 003.

[2]ARU J,PRIESEMANN V,WIBRAL M,et al. Untangling cross-frequency coupling in neuroscience[J]. Curr Opin Neurobiol. 2015, 31:51 - 61. DOI:10. 1016/j. conb. 2014. 08. 002.

[3]CANOLTY R T,EDWARDS E,DALAL S S,et al. High Gamma Power Is Phase-Locked to Theta Oscillations in Human Neocortex[J]. Science,2006,313(5793):1626-1628. DOI:10. 1126/science. 1128115.

[4]COHEN M X. Assessing transient cross-frequency coupling in EEG data[J]. Journal of Neuroscience Methods, 2008, 168 (2): 494 - 499. DOI: 10. 1016/j. jneumeth. 2007. 10. 012.

[5]BRUNS A,ECKHORN R . Task-related coupling from high- to low-frequency signals among visual cortical areas in human subdural recordings[J]. International Journal of Psychophysiology,2004,51(2):97-116. DOI:10. 1016/j. ijpsycho. 2003. 07. 001.

[6]PENNY W D,DUZEL E,MILLER K J,et al. Testing for nested oscillation[J]. Journal of Neuroscience Methods,2008,174(1):50-61. DOI:10. 1016/j. jneumeth. 2008. 06. 035.

[7]DARIA O, DORA H, OLE J, et al. Gamma Power Is Phase-Locked to Posterior Alpha Activity[J]. PLoS ONE,2008,3(12):e3990. DOI:10. 1371/journal. pone. 0003990.

[8]TORT A B,KOMOROWSKI R W,MANNS J R,et al. Theta-gamma coupling increases

during the learning of item-context associations[J]. Proceedings of the National Academy of Sciences,2009,106(49):20942-20947. DOI:DOI:10. 1073/pnas. 0911331106.

[9] KESEBIR S,DEMIRER R M,TARHAN N. CFC delta-beta is related with mixed features and response to treatment in bipolar II depression[J]. Heliyon,2019,5(6):e01898. DOI: 10. 1016/j. heliyon. 2019. e01898.

[10] TZVETAN P,OLE J,JAN-MATHIJS S. Dorsal and ventral cortices are coupled by cross-frequency interactions during working memory[J]. Neuroimage,2018,178:277-286. DOI:10. 1016/j. neuroimage. 2018. 05. 054.

[11] SIEBENHÜHNER F,WANG S H,PALVA J M,et al. Cross-frequency synchronization connects networks of fast and slow oscillations during visual working memory maintenance [J]. Elife,2016. DOI:10. 7554/eLife. 13451.

[12] PALVA J M,PALVA S,KAILA K. Phase synchrony among neuronal oscillations in the human cortex[J]. Journal of Neuroscience, 2005, 25: 3962-3972. DOI: 10. 1523/ JNEUROSCI. 4250-04. 2005.

[13] MOHAMMED ABUBAKER,WIAM AL QASEM,EUGEN KVAŠŇÁK. Working Memory and Cross-Frequency Coupling of Neuronal Oscillations[J]. Front Psychology,2021,12: 756661. DOI:10. 3389/fpsyg. 2021. 756661.

[14] CANOLTY R T,KNIGHT R T. The functional role of cross-frequency coupling[J]. Trends in Cognitive Sciences, 2010, 14 (11): 506-515. DOI: 10. 1016/j. tics. 2010. 09. 001.

[15] SACKS D,SCHWENN P,MCLOUGHLIN L,et al. Phase-Amplitude Coupling,Mental Health and Cognition:Implications for Adolescence[J]. Frontiers in human neuroscience, 2021,15:622313. DOI:10. 3389/fnhum. 2021. 622313.

[16] 张力新,王发颀,王玲,等. 认知功能研究中神经振荡交叉节律耦合应用研究进展 [J]. 生理学报,2017,69(6):12. DOI:10. 13294/j. aps. 2017. 0041.

[17] YAKUBOV B,DAS S,ZOMORRODI R,et al. Cross-frequency Coupling in Psychiatric Disorders:A Systematic Review[J]. Neuroscience & Biobehavioral Reviews,2021,138: 104690. DOI:10. 13140/RG. 2. 2. 11048. 29443/1.

[18] HYAFIL A,GIRAUD A L,FONTOLAN L,et al. Neural Cross-Frequency Coupling: Connecting Architectures, Mechanisms, and Functions [J]. Trends in Neurosciences, 2015,38(11):725-740. DOI:10. 1016/j. tins. 2015. 09. 001.

[19] RAJJI T. Theta-Gamma Coupling and Working Memory in Alzheimer's Dementia and Mild Cognitive Impairment[J]. Frontiers in Aging Neuroscience,2018,10(10):S148-S149. DOI:10. 1016/j. biopsych. 2017. 02. 380.

[20] WON K J,BUNG-NYUN K,JAEWON L,et al. Desynchronization of Theta-Phase Gamma-Amplitude Coupling during a Mental Arithmetic Task in Children with Attention Deficit/Hyperactivity Disorder[J]. Plos One,2016,11 (3):e0145288. DOI:10. 1371/ journal. pone. 0145288.

第十章

容积传导问题

容积传导问题(volume-conduction problem)是在电极水平上计算功能连接时不得不面对的一个问题,如不能正确处理,会导致显著的虚假连接。本章首先解释什么是容积传导问题,在此基础上总结如何解决容积传导问题的几种方法,最后详细阐述表面拉普拉斯算法(surface laplacian)及其工具包的使用方法。

第一节　容积传导问题概述

实际上,人的大脑是一个相对良好的导体,皮质上某一个区域的电活动几乎可以传导到头皮上所有电极,换句话说,头皮上任意一个电极记录到的 EEG 信号都是多个皮质区域电信号的混合结果。因此,如果直接在电极水平上计算两个通道 EEG 信号之间的功能连接,那么后续结果解释会变得非常困难。为了更好地说明该问题,笔者以图 10-1 为例做进一步解释。

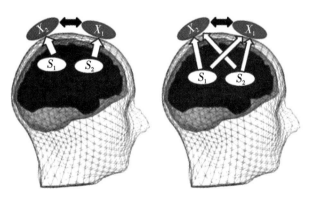

图 10-1　容积传导问题的示意图[1]

图 10-1 中 X 表示头皮电极,S 表示相应电极下方的脑区(信号源),理想情况下即在没有体积传导问题的情况下(图 10-1a),电极 X_1、X_2 分别只测量到其下方脑区 S_2 和 S_1 的电信号,这样的话,我们利用头皮 EEG 信号,计算 X_1 和 X_2 之间的功能连接能够反应相应脑区之间的联系。实际情况却如图 10-1b 所示,S_1 产生的电信号会同时传导到 X_1 和 X_2,而 S_2 产生的电信号也会同时传导到 X_1 和 X_2,也就是说,在头皮电极 X_1 和 X_2 记录到的 EEG 信号都会同时包含脑区 S_1 和 S_2 的电信号。这样一来,直接计算 X_1 和 X_2 之间的功能连接就不能反应出脑区 S_1 和 S_2 之间的关系,具体来说,计算出来的 X_1 和 X_2 之间的功能连接要比脑区 S_1 和 S_2 之间实际的功能连接大很多,这就是所谓的虚假连接。虚假连接的产生,使得电极水平上的功能连接不再能够用来反映脑区之间的功能连接,这将对后续的结果解释产生较大的困扰。因此,容积传导问题是在电极水平上计算功能连接时不得不面对的一个问题,研究者必须进行合理的应对和处理。

容积传导问题的严重程度与很多因素相关,如被试的脑袋大小、形状、颅骨厚度、电极之间的距离等。特别是对于电极距离这一因素,一般来说容积传导问题的严重程度随着电极距离的增加而降低,也就是说,电极密度越高容积传导越严重。对于 19 通道的脑电数据,由于电极之间的距离较大,容积传导问题几乎可以忽略;但目前很多脑电研究都是采用 32、64 甚至 128 通道的脑电设备,电极之间的距离很小,如果要在电极水平上计算功能连接,容积传导问题不可忽视。

第二节　容积传导问题的解决方案

应对容积传导问题的方法有很多,这里列出来常用的三种方案,以供读者参考。

(1)采用对容积传导问题不敏感的功能连接指标,如前面章节中介绍的虚部相干、相滞指数 PLI 等;这些指标本身就是为了应对容积传导问题所提出的功能连接指标,可以在一定程度上消除或者降低容积传导问题的严重程度。

(2)采用溯源算法,由电极水平上的 EEG 信号计算得到皮质中感兴趣脑区(region of interest,ROI)的电信号,把电极水平上的功能连接计算问题转化为源水平上不同 ROI 之间的功能连接计算问题。这种方法也可以在一定程度上降低容积传导问题,但是溯源分析的逆问题并没有唯一解,溯源得到的 ROI 的电信号都是基于很多的假设,这使得溯源得到的 ROI 电信号本身具有一定的局限性。

此外,溯源算法的准确度受到很多因素的影响,如 EEG 信号的信噪比、采用的头模型、电极的通道数、采用的溯源算法等。对于所采用的头模型,目前很多研究都是采用溯源工具包中默认的头模型,如 ICBM152 等。也就是说,很多研究在溯源分析中所有被试都是采用统一的头模型,这显然不符合事实,因为每个被试的脑袋大小、形状等都不尽相同。所有被试都采用统一的头模型必然会影响溯源分析的准确度和一致性,相反,如果采用个体化的头模型则可以大大提升溯源的准确度。尽管采用个体化的头模型可以提升溯源分析的效果,但是每个被试都去扫描一个三维的磁共振 T1 结构相数据则会大大增加研究的经济和时间成本,因此采用统一的头模型也不失为一种折中的解决方案。对于电极的通道数目,一般来说通道数目越大,溯源的准确度越高,效果越好。有研究建议,溯源分析要求 EEG 通道数至少为 64 通道。

　　采用溯源算法,计算源水平上不同 ROI 之间功能连接的流程如图 10-2 所示。由于 EEG 的溯源分析超出本书的内容,感兴趣的读者可以参考相关文献[1-4]。

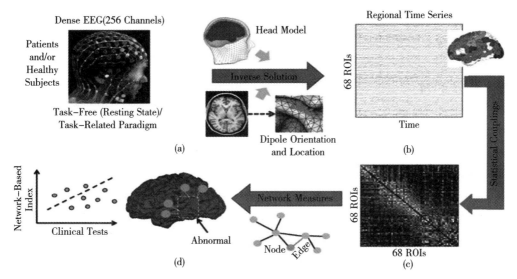

图 10-2　脑电溯源分析流程示意图[1]

　　(3)采用基于表面拉普拉斯的空间滤波器滤除 EEG 信号中由于容积传导效应引起的成分,在此基础上对空间滤波后的信号计算功能连接。接下来,本章重点对这种方法进行介绍。

第三节　表面拉普拉斯的基本原理

　　表面拉普拉斯(surface laplacian)是一种空间滤波算法,其可以有效地抑制 EEG 信号中由于容积传导所产生的成分,特别适合于电极水平上功能连接的分析。表面拉普拉斯算法认为空间弥散性的成分或低空间频率成分(即在大部分或者全部通道中都可以观察到的成分)是由容积传导效应引起的,从而把这部分成分从原始 EEG 信号中滤除掉,达到抑制容积传导问题的目的。这种抑制容积传导效应的思路其实很合理,正如前面所述,皮质上某一个区域的电活动几乎可以传导到头皮上所有电极,换句话说,如果是容积传导效应引起的成分很大可能会在大部分甚至全部通道中观察到。

一些文献采用的一些术语或者名词如表面电流密度(surface current density,SCD),电流源密度(current source density,CSD)或电流头皮密度(current scalp density,CSD),其实与表面拉普拉斯是等效的。

表面拉普拉斯的具体实现方法很多,这里介绍目前使用较为广泛的一种方法,即由Perrin 等研究者[5]提出的基于球面样条插值(spherical spline interpolation)的算法。本章之所以重点介绍这种方法的另外一个原因是,Perrin 等研究者开发了一款基于 Matlab 的CSD 工具包,非常便于读者进行表面拉普拉斯的实战操作。

基于球面样条插值的 CSD 的详细算法读者可以参考 Perrin 等的原始文献[5],笔者这里主要结合参考资料①[6]对其原理做简要介绍。

(1)理解球坐标。表面拉普拉斯的估计是基于记录到的头皮电信号的二阶空间导数,代表离开(汇)和进入(源)头皮的径向(经颅)电流幅度。这些无参考的电流源密度其实是绘制出了隐藏在脑电地形图下的电流源位置、方向和幅度。因此,我们需要首先知道电极在三维空间中的位置。对基于球面样条插值的 CSD 来说,头模型被简化成一个半径为 1 的圆球,所有的 EEG 电极都位于圆球的表面,如图 10-3 所示。

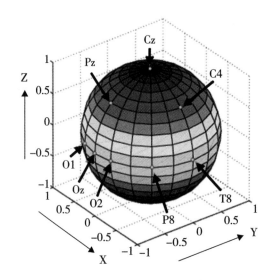

图 10-3　球坐标示意图②

对于笛卡尔坐标,$x-y$ 平面可以用一个通过 Fpz,T7,Oz 和 T8 电极位置的大圆圈标记,x 轴通过 T7(−1.0)和 T8(+1.0),y 轴贯穿 Oz(−1.0)和 Fpz(+1.0),z 轴穿过 $x-y$ 平面中心(0)和 Cz(+1.0)。对于球坐标,圆球表面上的任意一个电极位置,可以用一个源于圆球中心的向量表示。具体来说,我们可以用两个角度(phi 和 theta)来表示任意一个

---

①　https://psychophysiology. cpmc. columbia. edu/Software/CSDtoolbox/.

②　https://psychophysiology. cpmc. columbia. edu/Software/CSDtoolbox/tutorial. html#SphericalCoordinates.

位于圆球表面的电极位置即用两个角度表示这个向量,其中角度 theta 表示位置向量在 x–y 平面的投影线与 x 轴的夹角,而 phi 表示位置向量与 x–y 平面之间的角度,如图 10-4 所示。

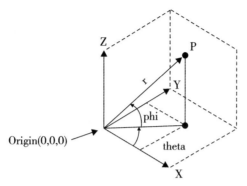

图 10-4 用两个角度表示某个电极在球面的位置①

(2)计算变换矩阵 G 和 H。变换矩阵 G 和 H 都是通道×通道的二维矩阵,其主要用于头皮电信号(G)和电流源密度(H)的球面样条插值,具体计算公式如下所示[6]:

$$G_{ij} = (4\pi)^{-1} \sum_{n=1}^{order} \frac{(2n+1) P_n(cosdist_{ij})}{(n(n+1))^m} \tag{10-1}$$

$$H_{ij} = (4\pi)^{-1} \sum_{n=1}^{order} \frac{-(2n+1) P_n(cosdist_{ij})}{(n(n+1))^{m-1}} \tag{10-2}$$

其中 G_{ij} 和 H_{ij} 分别表示 G 和 H 矩阵中 i 行 j 列处的元素值,i 和 j 表示两个电极。m 是一个常数(正整数),其决定样条插值的灵活性,m 值越大将导致越来越硬的样条插值,相反,m 值越小样条插值越灵活。此外,当 m 值设置的非常小时,CSD 变换后的信号中主要包含高空间频率成分,而当 m 值设置非常大时,CSD 变换后的信号中主要包含低空间频率成分[6]。m 的取值范围一般从 2 到 10,Perrin 等建议把 m 设置成 4②。

P 表示勒让德多项式(legendre polynomial),n 是 P 的阶数变量,从 1 到 order,order 表示最大的阶数。勒让德多项式中的 $cosdist_{ij}$ 项表示电极 i 和 j 之间的 cosine 距离,可以用以下公式表示[6]:

$$cosdist_{ij} = 1 - \frac{(X_i - X_j)^2 + (Y_i - Y_j)^2 + (Z_i - Z_j)^2}{2} \tag{10-3}$$

其中 X、Y、Z 表示电极的笛卡尔坐标值(把电极的球坐标转换成卡迪尔坐标)。

从上述 G 和 H 矩阵的计算过程可以看出,这两个矩阵仅仅依赖于电极之间的距离或电极的位置分布,对于一批数据来说,由于不同被试所采用的电极帽或电极导联都是统一的,因此在运用表面拉普拉斯运算时,仅需要计算一次 G 和 H 矩阵即可。

①②https://psychophysiology. cpmc. columbia. edu/Software/CSDtoolbox/tutorial. html# SphericalCoordinates.

（3）对数据进行 CSD 转换。计算得到 G 和 H 矩阵之后，就可以对数据进行拉普拉斯变换，具体公式如下[6]：

$$lap_i = \sum_{j=1}^{nelec} C_i H_{ij} \qquad (10-4)$$

其中 lap_i 表示电极 i 在某个时间点的 EEG 数据进行拉普拉斯变换后的值，j 表示另外一个其他的电极，$nelec$ 表示电极通道数目，H_{ij} 表示 H 矩阵的 i 行 j 列处的元素值，而 C_i 的定义如下所示：

$$C_i = d_i - \frac{\sum\limits_{j=1}^{nelec} d_j}{\sum\limits_{j=1}^{nelec} G s_j^{-1}} \qquad (10-5)$$

其中 $d_i = data_i^{-1} Gs$，$Gs = G + \lambda$，λ 是一个加到矩阵 G 对角线元素的平滑参数，其值越大得到的结果越平滑，Gs 表示对矩阵 G 平滑后的矩阵。尽管 λ 可以取任意值，但是 10^{-5} 或 10^{-6} 两个值最常用，一般来说，如果是 64 通道及以下的数据，推荐采用 10^{-5}，对于更高密度的 EEG 数据如 128 或者 256 通道，推荐采用 10^{-6}。$data_i$ 表示电极 i 在某个时间点的 EEG 数据。

对于表面拉普拉斯算法来说，有几点内容需要做补充说明：①一般来说 EEG 通道数目越大，CSD 变换的准确度越高。②CSD 变换后的信号单位为 uV/mm^2 或 uV/m^2。③表面拉普拉斯变换后的信号是一种无参考或者独立于参考的信号，因为它是基于记录到的头皮电信号的二阶空间导数。

第四节　表面拉普拉斯实战操作

为便于研究者进行表面拉普拉斯的实战操作，Perrin 等研究者开发了一款基于 Matlab 的 CSD 工具包①。这里，笔者基于该工具包，讲述如何对 EEG 数据进行表面拉普拉斯变换。

CSD 工具包的下载参见资料②，下载之后进行解压缩，然后通过 Matlab 软件的 Set Path—Add with Subfolders 进行工具包加载。CSD 工具包自带示例 EEG 数据"NR_C66_trr. dat"以及每个通道对应的电极名称文件"E31. asc"，首先利用 textread 函数读取电极名称文件"E31. asc"：

E = textread（'E31. asc'，'%s'）;

然后调用 CSD 工具包中的函数 ExtractMontage 提取每个电极对应的球坐标：

---

① https：//psychophysiology. cpmc. columbia. edu/Software/CSDtoolbox/.

② https：//psychophysiology. cpmc. columbia. edu/Software/CSDtoolbox/.

M = ExtractMontage('10-5-System_Mastoids_EGI129. csd',E);

接着调用函数 GetGH 计算转换矩阵 G 和 H:

[G,H] = GetGH(M);

接着利用 textread 函数读取 EEG 数据文件"NR_C66_trr. dat"并转置成通道×样本点的格式:

D = textread('NR_C66_trr. dat');

D = D';

最后,调用 CSD 函数对 EEG 数据 D 进行 CSD 变换:

X = CSD(D,G,H);

得到的 X 即为原始脑电信号 D 经过 CSD 变换后的结果,通过 plot 函数画出 CSD 变换前后的第1、2 通道的信号,如图 10-5 所示:

figure

plot(D(1,:))

hold on

plot(D(2,:),'k--')

title('原始信号')

figure

plot(X(1,:))

hold on

plot(X(2,:),'k--')

title('CSD 后的信号')

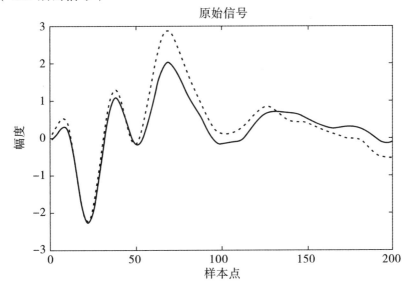

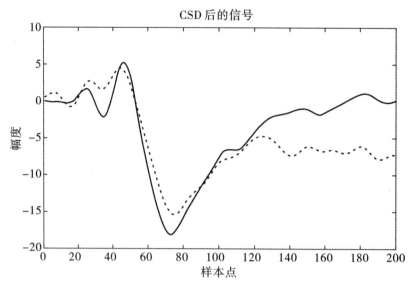

图 10-5　CSD 变换前(上图)和后(下图)的 EEG 信号

接下来,我们进一步研究 CSD 变换对 EEG 功能连接的影响。这里直接基于上述原始数据矩阵 D 和经过 CSD 变换后的数据 X,调用第五章中用到的 PLVfunction 函数计算 PLV 功能连接矩阵。先计算原始信号的 PLV 功能连接矩阵,并画出功能连接矩阵热图,代码如下(代码也见本书附带资料 Code1. m),结果如图 10-6 所示。

```
EEG1 = D(1:30,:);% 示例数据最后一个通道值为全 0,这里去除掉
PLV = zeros(30,30);
for i = 1:30
    for j = 1:30
    PLV(i,j) = PLVfunction(EEG1(i,:),EEG1(j,:));
    end
end
% 对角线元素设置为 0
PLV = PLV - diag(diag(PLV));
figure(9)
imagesc(PLV)
xlabel('Chan')
ylabel('Chan')
colorbar
axis([0. 5 30. 5 0. 5 30. 5])
set(gca,'FontSize',14);
set(gca,'clim',[0 1],'xlim',[0. 5 30. 5],'ydir','norm')
```

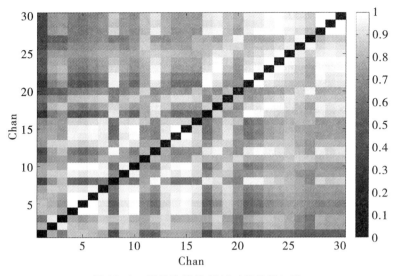

图 10-6　原始信号的 PLV 功能连接矩阵

类似地,计算 CSD 变换后信号的 PLV 功能连接矩阵,其功能连接矩阵如图 10-7 所示(代码见本书附带资料 Code1. m)。

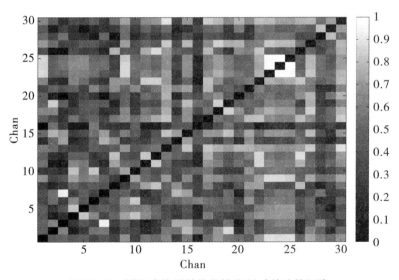

图 10-7　CSD 变换后的信号的 PLV 功能连接矩阵

通过对比结果图 10-6 和图 10-7,我们不难发现,原始信号的 PLV 功能连接值整体上要比 CSD 变换之后的信号的功能连接值大很多,这主要是因为 PLV 指标对容积传导效应敏感,容积传导问题使不同电极之间含有一些共同成分,因此计算得到的 PLV 功能连接值就会很大。而 CSD 变换则可以在一定程度上去除由于容积传导问题导致的电极中的共同成分,因此 CSD 变换后信号的功能连接值会有所降低。

参考文献

[1] MAHMOUD, HASSAN, FABRICE, et al. Electroencephalography Source Connectivity: Aiming for High Resolution of Brain Networks in Time and Space [J]. IEEE Signal Processing, 2018, 35 (3): 81–96. DOI: 10. 1109/MSP. 2017. 2777518.

[2] QUANYING L, MARCO G, NICOLE W, et al. Detecting Large–Scale Brain Networks Using EEG: Impact of Electrode Density, Head Modeling and Source Localization [J]. Frontiers in Neuroinformatics, 2018, 12: 4. DOI: 10. 3389/fninf. 2018. 00004.

[3] JAN–MATHIJS SCHOFFELEN, GROSS J. Source connectivity analysis with MEG and EEG [J]. Human Brain Mapping, 2009, 30 (6): 1857–65. DOI: 10. 1002/hbm. 20745.

[4] ELHAM B, KNYAZEVA M G, WARD L M. Functional connectivity analysis in EEG source space: The choice of method [J]. PloS one, 2017, 12 (7): e0181105. DOI: 10. 1371/journal. pone. 0181105.

[5] PERRIN F, PERNIER J, BERTRAND O, et al. Spherical splines for scalp potential and current density mapping [J]. Electroencephalography & Clinical Neurophysiology, 1989, 72 (2): 184–187. DOI: 10. 1016/0013–4694 (89) 90180–6.

[6] MIKE X COHEN. Analyzing Neural Time Series Data: Theory and Practice [M]. England. The MIT Press. 2014.

第十一章

脑网络分析

前几章我们已经介绍了多种功能连接矩阵的构建方法,本章内容主要介绍基于图论的脑网络分析方法,即利用图论方法表征脑网络的拓扑关系。本章首先介绍脑网络的基础知识,其次阐述功能连接的阈值化方法,接着重点论述几种常用的图论指标及其实现方式,如节点度、聚类系数、局部效率、全局效率、传递性、特征路径长度和小世界网络,最后简单介绍脑网络分析在脑电研究中的应用。

第一节　脑网络基础

在前面的章节中,我们已经介绍了多种功能连接矩阵的构建算法,基于这些算法可以得到一个通道×通道的功能连接矩阵。这样的功能连接矩阵可以看作是脑网络,可以采用基于图论的方法对脑网络进行分析。简单的说,网络是顶点(node)和边(edge)的集合。对于基于头皮 EEG 的脑网络,顶点对应记录电极,边对应于电极对之间的连接值。脑网络一般可以用矩阵或图来表示,矩阵对于可视化大型网络很有用,尽管它们通常不包含关于顶点之间相对空间位置信息(见图 11-1)。图可以包含关于顶点的拓扑结构和相对位置的信息,但它通常只用于相对较小的网络(类似于第六章图 6-1)。

图 11-1 为 60 通道的 EEG 功能连接矩阵,x 和 y 轴分别表示 60 个通道节点(顶点),每个方格处的灰度值对应于每对电极之间的连接强度(边)。对角线上的元素值都是 0。在 EEG 连接矩阵中,每个电极对 X 和 Y 在矩阵上有两个位置:(X,Y)即 X(行)和 Y(列),以及(Y,X)即 Y(行)和 X(列)。如果(X,Y)中的连接值与(Y,X)中的连接值相同,那么连接矩阵是关于矩阵主对角线对称的,此时的功能连接是无方向的。相反,如果(X,Y)中的连接值与(Y,X)中的连接值不同,则连接矩阵是不对称的,说明这样的功能连接是有方向的。

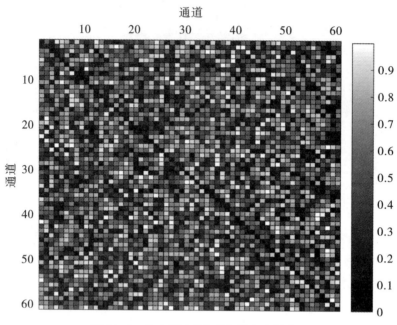

图 11-1　脑电图功能连接矩阵(60 通道)

上述连接矩阵是计算得到的初始功能连接矩阵,连接值通常位于 0 到 1 之间,但是该连接矩阵通常包含一些虚假的连接值。尽管原始的连接矩阵能更准确地反映脑网络的宏观尺度,但许多基于图论的分析需要通过一个阈值对功能连接矩阵进行"过滤",即阈值化功能连接矩阵,其可以降低虚假连接数量,便于后续基于图论的网络参数计算。

图 11-1 是一个全连接矩阵,其绘制代码如下:

```
load testdata;
data_p = data;
data_p( : ,end+1) = nan;
data_p(end+1, : ) = nan;
figure
pcolor( data_p) ;
colorbar;
colormap gray
set( gca,'Ydir','reverse') ;% x 轴换方向
set( gca,'xaxislocation','top') ;
xlabel('通道') ;
ylabel('通道') ;
```

第二节　阈值化连接矩阵

上一节图 11-1 所示的连接矩阵是一个全连接矩阵,即二维空间中的每个点都有一个非零值,如果设置一个阈值,可以将全连接矩阵转换为二值化网络或者加权网络,使得连接矩阵变得更加稀疏。一般在计算基于图论的脑网络参数之前需要把全连接矩阵变成二值化或加权网络。

阈值化的一个重要参数是设定多大的阈值。阈值越大,剩余的连接值(边)数量越少,网络越稀疏;相反,阈值越小,剩余的边数量越大,网络越稠密。目前并没有一个统一的阈值来阈值化功能连接矩阵,在实际的研究中一般需要设置多个阈值。为便于说明,本章将使用大于连接强度中值一个标准差的值作为阈值。这个阈值在基于图论的分析中表现良好,但这个阈值更多的是基于直觉,而不是定量证据。

阈值选定之后,可以通过将阈值上的连接值更改为 1,将阈值下的连接值设置为 0 来对全连接矩阵进行二值化,如图 11-2 所示为二值化后的功能连接矩阵。

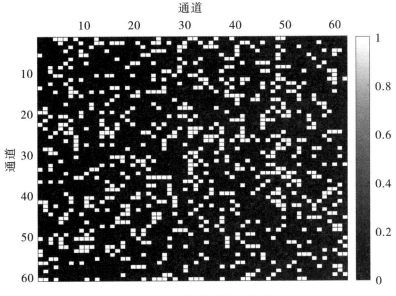

图 11-2　二值化功能连接矩阵

图 11-2 是一个二值功能连接矩阵,其实现代码如下:

```
data_bin = data;
data_ = data(:); % 将矩阵转为行向量
value_med = median(data_); % 中值
```

```
value_std = std(data_); % 标准差
th = value_med+value_std; % 阈值
data_bin(data_bin>th | data_bin == th)= 1;
data_bin(data_bin<th )= 0;
data_bin(:,end+1)= nan;
data_bin(end+1,:)= nan;
figure
pcolor(data_bin);
colorbar;
colormap gray
set(gca,'Ydir','reverse');% x 轴换方向
set(gca,'xaxislocation','top');
xlabel('通道');
ylabel('通道');
```

当然,除了通过阈值把全连接矩阵转换成二值化网络外,还可以把全连接矩阵转换成加权网络。加权网络是把阈值上的连接值保留而不是改成1,将阈值下的连接值更改为0,保留了阈值上的连接值。如图 11-3 所示为转换后的加权连接矩阵。

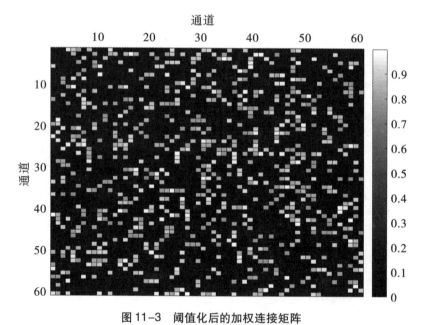

图 11-3 阈值化后的加权连接矩阵

图 11-3 是阈值化后的加权连接矩阵,其实现代码如下:

```
data_wbin = data;
data_ = data(:); % 将矩阵转为行向量
value_med = median(data_); % 中值
```

```
value_std = std(data_);% 标准差
th = value_med+value_std;% 阈值
data_wbin(data_wbin<th) = 0;
data_wbin(:,end+1) = nan;
data_wbin(end+1,:) = nan;
figure
pcolor(data_wbin);
colorbar;
colormap gray
set(gca,'Ydir','reverse');% x 轴换方向
set(gca,'xaxislocation','top');
xlabel('通道');
ylabel('通道');
```

需要说明的是,一些研究采用稀疏度对全连接矩阵进行"过滤",即只保留功能连接值最大的前百分之几的连接值,其余连接值改为0,通过这种方式也可以把全连接矩阵转换成二值化网络或者加权网络。由于计算得到的功能连接矩阵可以分为无方向和有方向的,因此经过阈值化之后可以得到四种网络,即二值化无向网络、二值化有向网络、加权无向网络和加权有向网络。

第三节　基于图论的脑网络参数

基于图论的脑网络参数非常多,这里介绍几种常用的脑网络参数。此外,二值化无向网络、二值化有向网络、加权无向网络和加权有向网络的图论参数计算稍有区别,本节主要基于二值化无向网络来论述常用脑网络参数的计算方法。

一、节点度

节点度是描述网络拓扑结构的最基本的一个指标。度是指网络中与一个节点 i 直接相连的边的数量,代表了节点在网络中的重要性和影响力。设 N 是网络中节点的总数,w_{ij} 为节点 i 与节点 j 的连接值(存在连接为1,否则为0),则节点 i 的节点度定义为[1]:

$$D_i = \sum_{j=1}^{N} w_{ij} \qquad (11-1)$$

二、聚类系数

聚类系数是用于衡量复杂网络中节点聚集程度的一种度量指标。在脑网络中,高聚类系数通常与信息处理和认知能力的提高相关联。对于给定的一个网络中的节点 i,其

聚类系数 C_i 表示与该节点相邻的节点之间实际存在的连接边数与最大可能存在的连接边数之比。表达式可以表示为[1]：

$$C_i = \frac{\text{与节点 } i \text{ 直接相连邻居节点之间的实际边数}}{\text{与节点 } i \text{ 直接相连邻居节点之间的最大可能边数}} \qquad (11-2)$$

一般情况下我们以网络中所有节点聚类系数的平均值作为该网络的聚类系数,其中,N 表示总的节点数量,即

$$C = \frac{1}{N} \sum_{i=1}^{N} C_i \qquad (11-3)$$

三、局部效率

局部效率是指在整个脑网络中某一特定节点与其邻近节点之间信息传递的效率,它衡量了一个节点与其相邻节点之间联系的密切程度。节点的局部效率越高,代表该节点与相邻节点之间的信息传递速率越高,在处理信息时更为高效。节点 i 的局部效率计算公式如下[1]：

$$E_i = \frac{1}{N_{G_i}(N_{G_i} - 1)} \sum_{j \neq k \in G_i} \frac{1}{l_{jk}} \qquad (11-4)$$

其中,G_i 指节点 i 的相邻节点所构成的子图,l_{jk} 表示节点 j 与节点 k 之间的最短路径长度。整个网络的局部效率定义为所有节点局部效率的平均值,即

$$E_{loc} = <E(i)> = \frac{1}{N} \sum_{i \in V} E_i \qquad (11-5)$$

四、全局效率

全局效率表征网络并行信息的整体传输效率,随机网络和复杂网络通常都具有较高的全局效率。全局效率与特征路径长度成反比,与特征路径长度相比,全局效率可以避免由于图中存在断开的连接而导致特征路径长度趋于无穷的情况。它定义为[1]：

$$E_{glob} = \frac{1}{N(N-1)} \sum_{i \neq j} \frac{1}{l_{ij}} \qquad (11-6)$$

其中,E_{glob} 是全局效率,l_{ij} 表示节点 i 和 j 之间的最短路径长度,N 表示总的节点数量。

五、传递性

传递性反映了网络中信息的整体传递性。当一个节点与其他节点连接时,它将信息传递给其他节点的能力就是传递性。高传递性的脑网络能够更有效地传递信息,这通常表明其具有更好的信息处理能力。全局传递性的计算方法如公式 11-7 所示[1]：

$$T = \frac{\sum_{i \in N} 2t_i}{\sum_{i \in N} d_i(d_i - 1)} \qquad (11-7)$$

其中,d_i 表示节点 i 的节点度,t_i 表示与 i 相连的封闭三角形的数量。

六、特征路径长度

在复杂网络中,从一个节点到达另一个节点所经过的边称为路径,经过的边的数量称为路径的长度。从一个节点到达另一个节点可能有多条路径,边数最少的一条称为最短路径长度,即为最优路径。任意两个节点的最短路径长度的平均值定义为特征路径长度,它可以描述网络内部信息传递的能力,并反映脑区间功能整合的强弱。特征路径长度越短,网络的功能整合强度就越大,脑区之间的直接连接也越多,特征路径长度的定义式为[1]:

$$L = \frac{1}{N(N-1)} \sum_{i \neq j} l_{ij} \tag{11-8}$$

其中,l_{ij} 为节点 i 与节点 j 之间的最短路径长度,N 为节点的个数。

七、小世界网络

通过对网络拓扑属性进行分析,学术界把复杂网络分成随机网络、规则网络和小世界网络这三种网络。随机网络拥有较低局部效率和聚类系数,较高的全局效率以及较短的最短路径长度。所以随机网络的代价很高(因为它长连接的边很多,所以消耗的资源多),效能也很高(因为路径长度很小)。与此相反,规则网络拥有较高的局部效率和聚类系数,较低全局效率以及较长的最短路径长度。规则网络的代价很低(因为它只有短连接的边,所以消耗的资源少),效能也很低(因为路径长度很高)。而具有小世界属性的网络既拥有规则网络拓扑属性的优势,也有随机网络的拓扑属性,即代价比较低,但是效能很高,所以无论在局部还是在全局的情况下,信息的传递效率都比较高。其中聚类系数和最短路径长度对于描述小世界属性是不可或缺的重要属性。

小世界属性判定标准:通常我们用随机网络判断网络是否具有小世界属性。当所研究网络的聚类系数(C_P^{real})与随机网络的聚类系数(C_P^{rand})相比,发现 $\gamma = C_P^{\mathrm{real}} / C_P^{\mathrm{rand}} \gg 1$,并且该网络的最短路径长度(L_P^{real})与随机网络的最短路径长度(L_P^{rand})进行比较,发现 $\lambda = L_P^{\mathrm{real}} / L_P^{\mathrm{rand}} \approx 1$,那么可以得到结论:该网络具有小世界属性。我们可以把上述两个标准合并成一个标准,即 $\sigma = \gamma / \lambda$,所以当一个网络具有小世界属性时,它的条件为 $\sigma > 1$。

第四节　脑网络分析实践及应用举例

BCT(brain connectivity toolbox)是基于 Matlab 软件的一个脑网络分析工具箱①,可用于结构和功能脑网络的图论参数分析。BCT 工具包功能强大,几乎所有的脑网络参数都

---

① 　https://www.nitrc.org/projects/bct.

可以用其进行计算,如节点度、聚类系数、局部效率、全局效率和传递性等。BCT 的使用方式也很简单,只需在官网下载后解压缩,解压后将文件路径添加到 Matlab 路径中,就可以调用相关的函数进行脑网络的指标计算。

一、脑网络分析实践

本章介绍的脑网络指标基于 BCT 工具箱中的函数来计算,具体使用方法可以参考如下代码(代码见本书附带资料 demo_bct.m):

```
load data_bin
addpath(genpath('D:\toolbox\BCT'))%添加 BCT 工具箱路径
%节点度计算
degree = degrees_und(data_bin);% data_bin 为无向的二值或加权功能连接矩阵
%聚类系数计算
clusteringCoef = clustering_coef_bu(data_bin);% data_bin 为无向的二值或加权功能连接矩阵
%局部效率
local = 1;% local 为 1 时计算局部效率
localEfficiency = efficiency_bin(data_bin,local);% data_bin 为无向或有向的二值功能连接矩阵
%全局效率
local = 0;% local 为 1 时计算全局效率
localEfficiency = efficiency_bin(data_bin,local);% data_bin 为无向或有向的二值功能连接矩阵
%传递性
transitivity = transitivity_bu(data_bin);% data_bin 为无向的二值功能连接矩阵
%特征路径长度
D = distance_bin(data_bin);%data_bin 为无向或有向的二值功能连接矩阵
characteristicPathLength = charpath(D);% D 为距离矩阵
```

二、脑网络分析应用举例

图论指标能够实现脑网络的量化,为大脑功能研究提供客观依据,因此在脑成像研究中应用广泛。例如,Zhang 等研究者分析了意识障碍患者运动准备过程的脑网络特征,确定了患者脑网络的局部效率和全局效率指标与患者运动功能评分的相关性[2]。靳明艳等构建了失眠患者的静息态功能脑网络,使用自适应阈值技术进行二值化处理,综合了各种脑网络特征,提出了用于失眠症检测的脑网络综合度量指标[3]。周燕等对偏头痛患者静息态 EEG 进行脑网络分析,结果发现偏头痛患者的聚类系数、全局效率和局部效率高于健康组[4]。

参考文献

[1] ALEX FORNITO, ANDREW ZALESKY, EDWARD T. Bullmore. Fundamentals of Brain Network Analysis[M]. USA. Elsevier Inc. 2016.

[2] ZHANG L, ZHANG R, GUO Y, et al. Assessing residual motor function in patients with disorders of consciousness by brain network properties of task-state EEG[J]. Cognitive neurodynamics, 2022, 16(3):609-620. DOI:10.1007/s11571-021-09741-7.

[3] 靳明艳, 张驰, 常翼, 等. 基于同步性静息态脑网络的原发性失眠诊断[J]. 数据采集与处理, 2023, 38(04):802-814. DOI:10.16337/j.1004-9037.2023.04.005.

[4] 周燕, 权利, 阮江海. 基于静息态脑电图的偏头痛患者脑网络变化[J]. 北京生物医学工程, 2022, 41(1):7. DOI:10.3969/j.issn.1002-3208.2022.01.003.

第十二章

功能连接的统计分析和可视化

无论采用何种功能连接指标,我们最终都会计算得到每个人多个(不同频段)通道乘以通道的功能连接矩阵,矩阵的元素表示某两个通道之间的功能连接值。对于得到的功能连接矩阵,可以采用两种常用的方法进行后续分析:一种是直接进行功能连接值的统计,得到有统计学差异的连接值;另外一种是把功能连接矩阵转换成脑网络,基于图论提取网络的拓扑参数,然后对网络参数进行参数或非参数的统计检验。关于后者,重点是如何提取脑网络参数,这一点我们在第十一章中已经进行了详细论述。对于第一种方法,由于一个功能连接矩阵中包含许多功能连接值,在统计分析时涉及到的一个关键问题是多重比较校正,本章会对这一问题进行详细阐述。功能连接的可视化也是整个功能连接分析中关键的一环,其能以直观的形式向读者呈现研究结果,功能连接可以表示为矩阵热图,或脑膜板中不同电极之间的连线,亦或是绘制成弦图的形式等,本章也会对功能连接的可视化及相关工具包的使用进行详细论述。

第一节 多重比较校正

一、为什么要进行多重比较校正

多重比较校正的目的是控制统计过程中的假阳性率。当对多个指标同时进行多次统计检验时,就需要进行多重比较校正。举个简单的例子,A、B 两组被试,我们从每个被试身上得到 10 个指标。如果有先验性的假设,只研究 A、B 两组被试的某一个指标是否存在显著差异,那么此时我们只做一次统计分析就行,当这个指标的 p 值小于 0.05 时,我们会认为这个指标在 A、B 两组之间存在显著差异,此时,我们犯错的概率(或者称为假阳性率)是 5%。但如果是探索性的研究,需要把这 10 个指标都进行统计分析,即使每个独立的指标的 p 值都小于 0.05,此时我们犯错的概率不再是 5%,而是 $1-(0.95)^{10} =$

0.4013,也就是说此时假阳性率达到40%多,这在统计学上是不可接受的。因此,需要进行多重比较校正,严格控制假阳性率。

二、多重比较校正的方法

多重比较校正的方法很多,如 Bonferroni、False Discovery Rate(FDR)、Random-field Theory(RFT)等,不同的校正方法各有优劣,具体应用时要根据自己统计分析的数据特点进行选择。此外,不同模态数据的统计中研究者习惯或公认的多重比较校正方法也会不同。这里主要对脑电功能连接中常用的 Bonferroni 和 FDR 两种校正方法进行详细说明。

(一)Bonferroni 校正方法

Bonferroni 校正方法非常简单,若单次统计的显著性水平为 0.05,那么 Bonferroni 校正后的 p 值应该为 0.05/n,其中 n 为统计比较的次数。Bonferroni 校正方法是一种非常严格的校正方法,当统计比较的次数比较多时,Bonferroni 校正后的 p 值会非常小,经 Bonferroni 校正后往往不会出现阳性结果,因此不推荐使用这种校正方法。当统计比较的次数较小时,如小于几十个时,可以尝试使用。

例如,32 通道的 EEG 数据,可以得到 32×32 的功能连接矩阵。如果是探索性的研究,需要把每个功能连接值进行统计,此时需要统计的次数是 32×(32-1)/2 = 496(对于无向的功能连接),或 32×(32-1) = 992(对于有向的功能连接)。如果采用 Bonferroni 进行多重比较校正,得到的 P 的阈值是 0.05/496 = 1.008e-4(对于无向的功能连接),或 0.05/992 = 5.040e-5(对于有向的功能连接)。把上述阈值与统计得到的原始 P 值作比较,只有当原始 P 值小于这个阈值时才是过了 Bonferroni 校正,具有统计学差异。

(二)FDR 校正方法

FDR 校正方法是 Benjamini 和 Hochberg 于 1995 年提出了一种多重比较校正的方法。其实,FDR 具体的算法也有多种,如 Storey 法(由 Storey 等人提出)、Benjamini-Hochberg 法(简称 BH 法)等。其中 BH 法目前应用最广,这里主要介绍这种方法的基本原理。

基于 BH 法的 FDR 多重比较校正的原理和过程如下:

(1)将单独统计得到的一系列原始 p 值 $p = [p_1, p_2, \cdots, p_n]$ 从大到小进行重新排序,计为 $P = [P_1, P_2, \cdots, P_n]$。

(2)按照以下公式计算每个 P 值所对应的校正前的 FDR 值,这里称之为 Q 值: $Q = P_i \times (n/r)$, P_i 表示 P 中元素值, n 是 P 值个数, r 依次为 n, n-1, $\cdots$, 1。

(3)对 Q 进行校正,得到 FDR 值。对于计算出来的 $Q = [Q_1, Q_2, \cdots, Q_n]$,若某一个 Q_i 值大于前一位 Q_{i-1} 值,则把 Q_i 的值赋值为 Q_{i-1};反之则保留相应的 Q 值。最终得到的 Q 值称之为校正后的 FDR 值。

(4)按照重排序之前的顺序返回各个原始 p 值对应的校正后的 FDR 值。

(5)上一步中得到的 FDR 值,以 0.05 作为阈值,只有小于 0.05 的才是过了 FDR 校正的。

例如,假设进行了 7 次统计,得到 7 个 p 值,即 $p = [0.01, 0.005, 0.03, 0.03, 0.02,$

0.04,0.05],按照上述步骤计算相应的校正后的 FDR 值。

按照步骤(1),计算得到 P=[0.0500,0.0400,0.0300,0.0300,0.0200,0.0100,0.0050]。

按照步骤(2),计算得到 Q=[0.0500,0.0467,0.0420,0.0525,0.0467,0.0350,0.0350]。

按照步骤(3),得到校正后的 FDR 值为 FDR=[0.0500,0.0467,0.0420,0.0420,0.0420,0.0350,0.0350]。

按照步骤(4),转换成原来的顺序:FDR=[0.0350,0.0350,0.0420,0.0420,0.0420,0.0467,0.0500]。

对于本例来说,如果总体的显著性水平设置为0.05,那么从得到的最后的 FDR 值来说,这几个 p 值都可以经过 FDR 校正,具有显著性差异。

为便于读者进行 FDR 多重比较校正,笔者编写了一个 Matlab 子函数 fdr_code. m(见本书附带资料),该子函数可以很方便地对统计得到的一系列 p 值进行 FDR 校正,得到上述步骤(4)中的 FDR 值,使用方法如下:

```
clear
clc
p=[0.01,0.005,0.03,0.03,0.02,0.04,0.05];
FDR=fdr_code(p)
```

得到的 FDR 值如下:

0.0350,0.0350,0.0420,0.0420,0.0420,0.0467,0.0500

第二节　功能连接的统计分析

对于计算得到的功能连接矩阵,如果是探索性的研究,一般需要对功能连接矩阵的每个元素在两组或多组之间进行统计分析。但是需要注意的是,无向的功能连接矩阵是关于主对角线对称的,因此在统计的时候只需要对上三角或者下三角元素值(不包括对角线元素)进行统计即可;而有向的功能连接矩阵,需要对其所有元素进行统计分析(不包括对角线元素)。上述进行统计的次数,可以按照如下方式来计算:$N\times(N-1)/2$(无向功能连接)或 $N\times(N-1)$(有向功能连接),其中 N 表示通道数目。统计完成之后,会得到 $N\times(N-1)/2$(无向功能连接)或 $N\times(N-1)$(有向功能连接)个 p 值,利用前面讲述的 Bonferroni 或者 FDR 多重比较校正方法对 p 值进行校正,最终得到真正有统计学差异的功能连接值。

读者需要注意的是,上述论述是基于探索性研究这样一种前提,如果有先验性的假设,那么只需要选择感兴趣的一个或者几个功能连接值进行统计即可;这种情况下,除非只选择一个功能连接值进行统计分析,否则仍然需要进行多重比较校正。

接下来,笔者以具体的例子来说明功能连接的统计分析过程,并在这个过程中给出实例代码或者编写好的相应子函数。假设已经计算得到 20 个病人的 alpha 频段 PLI 功能连接矩阵(见本书附件资料:P_PLIalpha. mat)和 20 个健康被试的 alpha 频段 PLI 功能连接矩阵(见本书附件资料:Healthy_PLIalpha. mat),其中 EEG 通道数为 19,两组人的功能连接矩阵文件都是 19×19×20 的三维矩阵。

第一步,导入数据并对每个功能连接值进行独立样本 t 检验(具体代码文件见本书附带资料:Code1. m):

```
clear
clc
load P_PLIalpha. mat
load Healthy_PLIalpha. mat
[chan1,chan2,sub] = size(P_PLIalpha);
for i = 1:chan1
    for j = 1:chan2
[h,Pmatrix_uncorrected(i,j),ci,stat(i,j)] = ttest2(squeeze(P_PLIalpha(i,j,:)),
squeeze(Healthy_PLIalpha(i,j,:)));
    end
end
Pmatrix_uncorrected(find(isnan(Pmatrix_uncorrected))) = 1;% 若含有 NaN 元素,则
设置为 1
```

上述得到的 Pmatrix_uncorrected 是一个 19×19 的二维矩阵,里面的元素表示相应功能连接值统计得到的 p 值。

第二步,对上述 Pmatrix_uncorrected 中的 p 值进行多重比较校正。此时需要注意的是,只选择其上三角或者下三角的 p 值进行校正即可。如果采用 Bonferroni 校正的方法,可以直接计算 p 的阈值为 $0.05/(19\times(19-1)/2) = 2.9240e-04$,把这个阈值与 Pmatrix_uncorrected 中的 p 值作比较,小于 $2.9240e-04$ 的 p 值才是具有统计学差异的功能连接值。如果采用 FDR 校正的方法,首先需要把 Pmatrix_uncorrected 中的上三角或下三角元素提取出来,然后可以调用笔者编写的子函数 fdr_code. m 实现 FDR 校正,最后把矫正后的 p 值返回到其在 Pmatrix_uncorrected 中原来的位置上。为便于读者对得到的 Pmatrix_uncorrected 进行 FDR 校正,笔者编写了一个子函数(见本书附件资料:FC_FDR. m),具体用法如下:

Pmatrix_corrected = FC_FDR(Pmatrix_uncorrected);

得到的 Pmatrix_corrected 矩阵与 Pmatrix_uncorrected 类似,维度都是 19×19,但 Pmatrix_corrected 矩阵只有下三角有值,并且这些值是 FDR 校正后的 p 值。最后,以 0.05 作为阈值,与 FDR 校正后的 p 值作比较,那些小于 0.05 的 p 值才是通过了 FDR 校正。

第三节　基于网络的统计分析

一、NBS 原理

NBS,即基于网络的统计(Network-based statistic),是一种专门用于脑网络/功能连接矩阵统计分析的方法[1],其目的是寻找两组或多组被试之间具有统计学差异的子网络。一经提出,NBS 就得到了学术界广泛的认可和应用。到目前为止,NBS 已经成功用于社交焦虑症[2]、重度抑郁症[3]、精神分裂症[4,5]、阿尔兹海默症[6]等精神神经疾病异常脑网络的鉴别。

从技术上来说,NBS 不同于前面讲到的先对每个连接值统计再用 Bonferroni 或 FDR 校正,其采用的是非参数置换检验的方法来控制多重比较校正问题。为便于读者理解,这里对 NBS 的步骤做简要介绍,感兴趣的读者可以详读 NBS 的原文[1]:

第 1 步,对功能连接矩阵的每个元素值进行统计分析,得到一个 N×N 的矩阵(这里用 P_matrix 表示),矩阵元素为统计得到的统计值,N 为 EEG 通道数目;例如两组人之间的比较采用独立样本 t 检验,P_matrix 里面的元素是 p 值或者 t 值。

第 2 步,设定一个统计阈值,如设定 p 值的阈值为 0.01,用这个阈值去过滤上述得到的 P_matrix,即 P_matrix 中的元素如果通过统计阈值则保留下来,否则置为零,过滤后的 P_matrix 矩阵用 P_matrix_corrected 矩阵表示;此时 P_matrix_corrected 矩阵中就会包含若干个相互独立的子网络。

第 3 步,把不同组之间的功能连接矩阵随机置换,重复上述步骤 1 和 2,记录在步骤 2 中得到的最大子网络的大小(如其包含的边的个数);一般需要随机置换几千次,这样就会得到一个最大子网络大小的经验分布。

第 4 步,对于上述得到的经验分布,一般设定 familywise error rate(FWER)校正的 p 值为 0.05,也就是说找到经验分布 95% 的位置所对应的最大子网络大小值,记为 S。

第 5 步,以 S 为阈值,比较在第 2 步中得到的 P_matrix_corrected 矩阵中的子网络,如果某些子网络的大小小于 S,那么认为这些子网络没有经过多重比较校正;如果某些子网络的大小大于 S,意味着这些子网络经过了多重比较校正,具有统计学差异。

二、NBS 实践

为方便研究者使用 NBS 分析,Andrew Zalesky 等研究者开发了相应的基于 Matlab 的工具包[1]。这里,笔者以具体的例子向读者展示 NBS 工具包的使用方法。

(1)NBS 工具包加载:直接通过 Matlab 软件 Set Path—Add with Subfolders 加载工具包;NBS 工具包见本书附带资料,或者直接从以下网址下载:http://www. nitrc. org/

projects/nbs/。

（2）工具包自带示例数据介绍：在 NBS 工具包的 SchizophreniaExample 文件夹下存储有工具包自带的示例数据。里面是 12 个精神分裂症患者和 15 个健康对照，功能连接矩阵来自于静息态 fMRI 数据，共计 74 个节点，因此计算得到的功能连接矩阵是 74×74 的二维矩阵。把所有被试的功能连接矩阵存储在一个变量中，就得到一个 74×74×27 的三维矩阵，如 SchizophreniaExample\Mat. mat 所示。Mat. mat 中前 12 个矩阵对应于精神分裂症患者，后 15 个矩阵对应于健康对照组。

（3）启动 NBS 工具包：Matlab 加载 NBS 并保存之后，在 Matlab 命令窗口中输入 NBS 命令并按 Enter 键，即可弹出 NBS 工具包的操作界面，如图 12-1 所示。

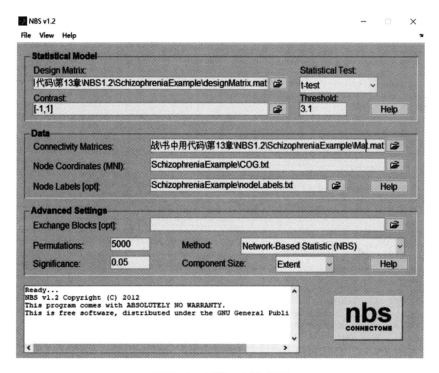

图 12-1　NBS 工具包界面

（4）NBS 工具包的使用：如图 12-1 所示，点击界面右下角的"nbs"即可运行 NBS 工具包，但在正式运行之前需要对关键参数进行设置。

在"Design Matrix"选项中，需要选择提前保存好的设计矩阵文件，即 SchizophreniaExample\designMatrix. mat。关于设计矩阵文件的制作，对于本例来说，其应该是一个 27×2 的二维矩阵，其中前 12 行对应于精神分裂症患者，第一列全 1，第二列全 0；后 15 行对应于健康对照组，第一列全 0，第二列全 1，如图 12-2 所示。

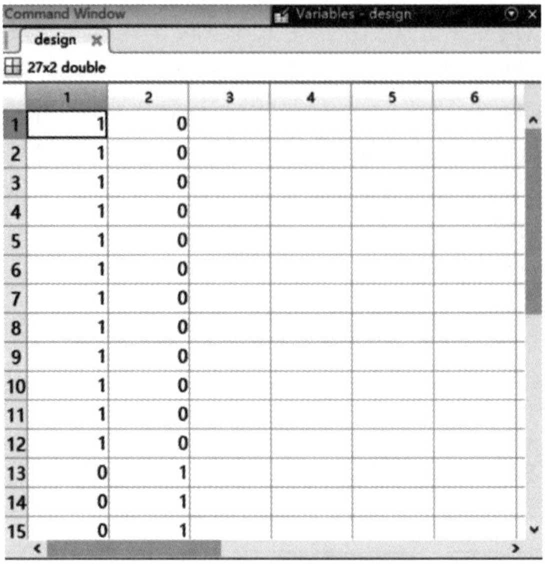

图 12-2　设计矩阵的制作

在"Contrast"选项中,如果填入[-1 1],表示统计得到的是第 2 组被试(这里指的是健康对照组)大于第 1 组被试(这里表示的是精神分裂症组)的子网络;如果填入的是[1 -1],表示统计得到的是第 1 组被试(这里指的是精神分裂症组)大于第 2 组被试(这里表示的是健康对照组)的子网络。因此,这里做的是单尾检测。

在"Statistical Test"选项中,可以依据统计的类型选择相应的统计方法,本例中选择的是 t 检验。

"Threshold"选项设置的是统计阈值(对应于前面 NBS 原理的第 2 步),这里的统计阈值不是直接设置 p 值,而是其他统计值。本例中选择的是 t 检验,因此这里的统计阈值是指 t 值。

"Connectivity Matrices"选项中需要选择提前保存好的功能连接矩阵文件,即 SchizophreniaExample\Mat. mat。

"Node Coordinates(MNI)"选项可以设置也可以留空不用设置;该选项需要选择提前保存好的每个节点/通道的 MNI 坐标文件,如 SchizophreniaExample\COG. txt。在 COG. txt 中,共计 74 行,表示 74 个节点,每行有 3 个数值,表示每个节点的 MNI 三维坐标。

"Node Labels"选项同样可以设置也可以留空不用设置;该选项需要选择提前保存好的每个节点/通道的名字文件,如 SchizophreniaExample\nodeLabels. txt,其具体格式读者可自行打开 nodeLabels. txt 查看。

对于两组被试的统计,"Exchange Blocks"选项不用设置;"Significance"表示 FWER 的 p 值,由于是单尾检测,一般设置成 0. 025;"Permutations"表示置换次数,一般设置 5000 即可;"Method"选择 Network-Based Statistic(NBS)即可;"Component size"表示计算最大子网络大小的方法,一般选择 Extent。

我们暂且按照图 12-1 进行参数设置,然后点击界面右下角的"nbs"运行软件。

(5)NBS 的结果解释:运行结束后,会跳出如图 12-3 的结果,该图会画出具有统计学差异的子网络,并展示该子网络包含的边/功能连接和节点的个数以及 p 值。鼠标点击图中的节点,该节点会变成红色,并显示出该节点的标签或名字;点击图中的边,同样也会变成红色,同时显示出这个边是哪两个脑区之间的功能连接。

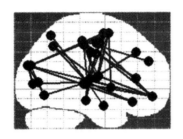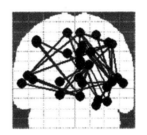

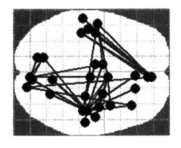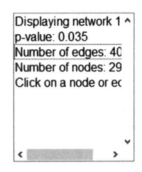

Displaying network 1
p-value: 0.035
Number of edges: 40
Number of nodes: 29
Click on a node or ec

图 12-3　NBS 运行结果图

此外,通过 NBS 界面中的 File-Save current 可以把当前统计的结果以 mat 格式保存在硬盘中;把保存的 mat 格式数据导入到 Matlab 中,会在 Matlab 的 workspace 中得到一个名字为 nbs 的结构体,在 nbs 的 NBS 变量中存储着统计的具体信息和结果,如图 12-4 所示。

nbs ×	nbs.NBS ×
1x1 struct with 6 fields	
Field ▲	Value
node_coor	74x3 double
node_label	74x1 cell
n	1
con_mat	1x1 cell
pval	0.0348
test_stat	74x74 double

图 12-4　NBS 统计结果

其中 node_coor 表示 74 个节点的 MNI 坐标；node_label 表示每个节点的名称；n 表示有几个具有统计学差异的子网络；con_mat 表示具有统计学差异的子网络都包含哪些节点和边；pval 表示最后的 p 值；test_stat 表示每个功能连接值统计得到的 t 值。

（6）注意事项：上述 NBS 实战操作以独立的两组被试的功能连接矩阵作为例子，但对于配对检验或 3 组及 3 组以上的方差分析，相关参数和选项的设置会有所不同，特别是"Design Matrix"和"Contrast"的设置。对此，NBS 工具包的 help 文件夹中有相应的说明文档，感兴趣的读者可以自行查看。

第四节 功能连接的可视化

功能连接的可视化方式很多，这里笔者介绍几种常用的方式及其实现方法。

一、矩阵热图

矩阵热图实际上就是把功能连接矩阵中的元素值用颜色表示出来，比如说元素值越大相应的颜色越红，元素值越小相应的颜色越蓝。在 Matlab 中，可以通过调用 imagesc 函数绘制矩阵热图。imagesc 函数的使用方法非常简单，读者可以通过以下代码查看其使用方法，绘制效果如图 12-5 所示。

```
clear
clc
load Healthy_PLIalpha. mat;
load P_PLIalpha. mat;
Healthy_PLIalpha_group = mean(Healthy_PLIalpha,3);% 获得组平均的功能连接
P_PLIalpha_group = mean(P_PLIalpha,3);
figure
subplot(1,2,1)
imagesc(Healthy_PLIalpha_group)% 调用 imagesc 函数绘制矩阵热图
colorbar
title('Healthy')
subplot(1,2,2)
imagesc(P_PLIalpha_group)
colorbar
title('P')
```

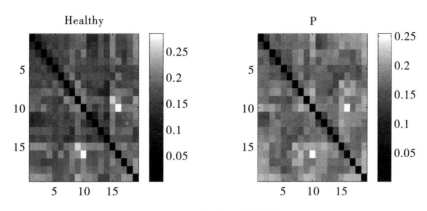

图 12-5　绘制功能连接热图

二、脑膜板中不同电极之间的连线

这种方式首先需要一个简化或者近似真实的脑模型,然后在脑模型上绘制出相应的电极,而功能连接通过电极之间的连线来表示。这种可视化方式更加形象直观,在 EEG 功能连接的研究中应用广泛。

笔者在这里介绍两种具体的实现方法,供读者参考。第一种方法是用一个圆形表示大脑,实心黑点表示电极,如图 12-6 所示,具体的实现方法可以调用一个 Matlab 子函数 topoplot_connect. m(见本书附带资料),这个子函数来源于网站①。该子函数的使用方法比较简单,读者可以通过网站②查看其具体使用方法,也可以通过笔者给出的示例代码研究其用法(代码见本书附带资料:demoBrainNetPlot. m):

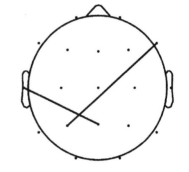

图 12-6　用圆圈表示脑模型可视化功能连接

```
clear ds;
ds. chanPairs = [7,12; 13 19];% 设置画出哪两
```
个电极之间的功能连接;% 这里设置的是画出第 7 和第 12 个电极、第 13 和 19 个电极之间的功能连接;
```
ds. connectStrength = [0. 2;0. 5];% 设置 7-12 和 13-19 之间功能连接值
figure;
colormap('jet');
topoplot_connect( ds,EEG. chanlocs);
```
需要注意的是,在运行上述示例代码之前,需要打开 EEGLAB 工具包,并且要导入一个已经做过导联定位的数据(即用于计算功能连接的 EEGLAB 格式数据),因为 topoplot_

---

①② https://www. mathworks. com/matlabcentral/fileexchange/32563 - connected - topoplot? s_tid = srchtitle.

connect 子函数需要调用 EEG 数据的导联定位文件(topoplot_connect 函数的第 2 个输入参数)。

第二种方法是把电极映射到一个三维的皮层模型上,从而实现功能连接的可视化。与第一种方法相比,这种方法采用更加形象且接近真实的三维皮层模型,因此可视化效果非常好。这里,笔者推荐直接使用 BrainNet Viewer 工具包[7]实现这种方法。BrainNet Viewer 是北京师范大学贺永教授团队开发的用于皮层脑区功能连接可视化的开源工具包,最初主要用于 fMRI 功能连接的可视化。

如果用 BrainNet Viewer 工具包对 EEG 功能连接进行可视化的话,首先需要知道不同 EEG 电极映射在皮层上的三维坐标。关于这一点,已经有研究者对此进行了研究,建立了不同 EEG 电极投射在皮层上的三维坐标。Okamoto 等[8]所建立的 10-20 导联即 19 个电极在皮质上的三维坐标如图 12-7 所示。

Table 2
Locations of international 10-20 markers on head surface

	MNI coordinates				Talairach coordinates			
	Position			SD	Position			SD
	x	y	z		x	y	z	
Fp1	−26.1	83.5	−0.1	5.9	−25.9	80.9	−4.0	7.5
Fp2	32.1	81.3	−0.2	5.3	31.8	78.8	−4.0	7.0
Fz	−0.1	53.3	70.6	10.3	−0.1	54.9	62.3	9.8
F3	−42.6	58.0	39.6	11.5	−42.2	58.0	33.6	11.0
F4	46.9	56.7	40.2	9.5	46.5	56.8	34.2	9.0
F7	−68.5	37.9	−5.9	6.6	−67.8	36.4	−6.8	7.0
F8	71.4	35.6	−7.8	6.2	70.7	34.2	−8.2	6.3
Cz	0.6	−12.7	101.4	7.5	0.6	−7.6	93.8	7.3
C3	−62.7	−12.7	69.8	9.7	−62.1	−9.1	64.7	9.3
C4	64.2	−15.2	69.9	8.8	63.6	−11.5	65.0	8.4
T3	−84.6	−20.7	−10.8	8.5	−83.7	−20.5	−8.1	8.0
T4	86.0	−25.5	−9.4	7.4	85.1	−25.1	−6.7	6.8
Pz	−0.2	−76.6	88.5	9.0	−0.2	−70.1	85.0	8.7
P3	−46.8	−88.2	58.8	10.5	−46.4	−82.8	58.3	10.0
P4	44.8	−87.9	59.6	9.5	44.4	−82.4	59.1	8.9
T5	−72.2	−72.4	0.6	9.3	−71.5	−70.1	4.2	10.7
T6	70.8	−75.6	4.1	8.7	70.1	−73.1	7.6	10.0
O1	−31.9	−112.6	17.3	12.6	−31.6	−108.3	21.4	12.6
O2	28.1	−112.9	19.3	13.5	27.8	−108.5	23.2	13.3
All				9.2				9.2

All values are in millimeters. SD stands for standard deviation.

图 12-7　10-20 导联 19 个电极在皮层上的三维坐标[8]

Koessler 等研究者建立了 10-10 导联 65 个电极在皮层上的三维坐标,具体见参考文献[9]。

这里,笔者以 10-20 国际导联的 19 个电极为例,说明如何利用 BrainNet Viewer 工具包实现 EEG 功能连接的可视化。

(1)建立 19 个电极的节点文档:即新建一个 txt 文档,在文档中按照如下格式输入 19 个电极的信息,前 3 列数表示 x、y、z 三维坐标(MNI 或 Talar 坐标),第 4 列数表示电极的颜色,第 5 列数字表示电极的大小,最后 1 列表示电极名字,如图 12-8 所示;输入 19 个电极的这些信息后,把 txt 文档的后缀改成.node(见附件资料:channel19.node)。

🗒 channel19.node - 记事本

文件(F)　编辑(E)　格式(O)　查看(V)　帮助(H)

```
#10-20 19 electrode
-21.3     68.0      -3.0      1      2      Fp1
28.1      66.9      -3.6      1      2      Fp2
0.6       42.1      47.5      1      2      Fz
-35.1     49.3      27.4      1      2      F3
39.8      47.6      27.2      1      2      F4
-54.2     32.7      -4.4      1      2      F7
56.0      29.7      -4.7      1      2      F8
0.8       -10.8     68.6      1      2      Cz
-51.7     -13.2     53.9      1      2      C3
53.6      -14.8     53.7      2      2      C4
-69.5     -21.1     -8.1      2      2      T3
71.2      -24.7     -5.8      2      2      T4
0.2       -57.2     62.3      3      2      Pz
-39.1     -71.7     47.3      3      2      P3
36.5      -70.3     48.8      3      2      P4
-60.9     -63.2     3.9       4      2      T5
58.7      -65.4     6.4       4      2      T6
-26.6     -96.5     16.1      5      2      O1
23.9      -96.7     17.3      5      2      O2
```

图 12-8　19 个电极的坐标等信息

(2)建立功能连接的边文档:把用于可视化的功能连接矩阵存储成 txt 文档(Matlab 的 save 函数),并把后缀修改成.edge;这里为了演示,笔者随机产生了一个 19×19 的功能矩阵,存储命名为 network19.edge(见本书附带资料)。

(3)加载并启动工具包:BrainNet Viewer 工具包可以通过网站①进行下载;对下载后的工具包进行解压,然后通过 Matlab 的 Set Path—Add with Subfolders 进行加载;在 Matlab 命令窗口中输入 BrainNet 命令可以打开 BrainNet Viewer 工具包,界面如图 12-9 所示。

① https://www.nitrc.org/projects/bnv/.

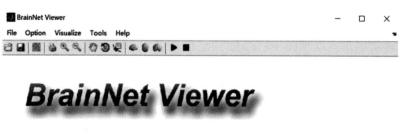

图 12-9　BrainNet Viewer 工具包主界面

（4）点击 File—Load file，在 Surface file、Data　file（node）、Data file（edge）中依次选入 BrainMesh_ICBM152. nv、channel19. node、network19. edge，如图 12-10 所示。

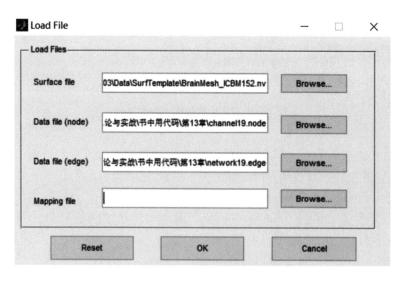

图 12-10　导入皮层、node 和 edge 数据

（5）上述点击 OK 之后，会弹出相关参数设置的界面。这里主要对 3 个主要的参数即视角、节点（node）和边（edge）的设置进行简要介绍。视角的设置如图 12-11 所示，这

里可以选择单视角或者多视角展示,所谓单视角是指一个图中只显示一个角度的图,单视角可以选择矢状面、冠状面、轴状面和任意角度 4 个选项;所谓多视角是指一幅图中可以同时显示多个角度的皮层图。读者可以自行选择合适的视角展示自己的结果。本例中,选择单视角中的轴状面(Axial)。

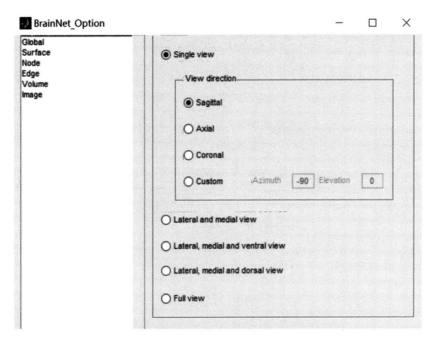

图 12-11 皮层展示视角的设置

节点(node)相关参数的设置如图 12-12 所示,这里所谓的节点指的是电极,在该工具包中,用圆形的小球代表一个个的电极。节点的参数设置主要包括 4 个部分:Draw Nodes 是把所有节点都展示出来(Draw All),还是说只展示有连接边的节点(Has Connections),或者只展示一定大小的节点(Above Threshold);Label 在画图时是对所有节点都标记上电极名字(Label All),还是说都不标记(Label None),或者只标记一定大小的节点(Above Threshold);Size 设置节点小圆球的大小,如果选择 Auto,那么节点小圆球的大小与节点文档 channel19. node 中第 4 列设置的值相对应;如果设置 Equal,所有节点小圆球大小都一样;Color 主要用于设置节点的颜色。

本例中节点的设置与图 12-12 保持一致,但选中 Label All 选项。

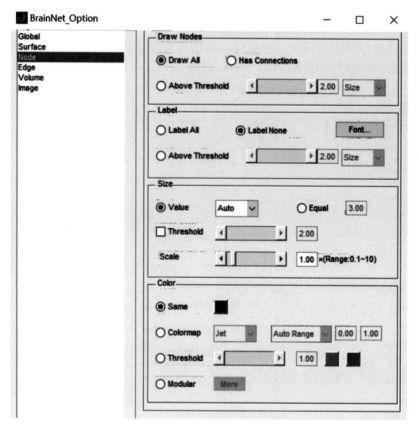

图 12-12　节点 node 的设置

边（edge）相关参数的设置如图 12-13 所示，这里所谓的边指的是电极之间的功能连接值，在该工具包中，用一个个的连线表示。边的设置与节点的设置很相似，也主要包括 4 个部分：Draw Edge 是把所有边都展示出来（Draw All），还是说只展示大于某个阈值的边（Above Threshold）；其中稀疏度（Sparsity）表示只显示功能连接值最大的前百分之几的功能连接；Size 设置边即连接线的粗细，如果选择 Auto，那么连接线的粗细与实际的功能连接值相对应；如果设置 Equal，所有连接线的粗细都一样；Color 主要用于设置边的颜色；Opacity 主要用于设置边的不透明度。

本例中边的参数设置与图 12-13 保持一致。

当上述主要的参数设置完成之后，点击页面最底部的 Apply，就可以得到最终的可视化结果，如图 12-14 所示。

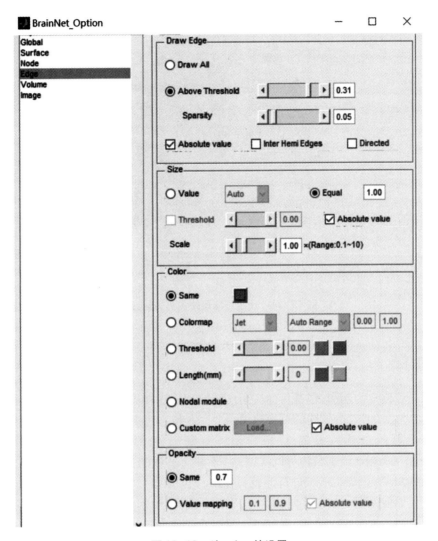

图 12-13 边 edge 的设置

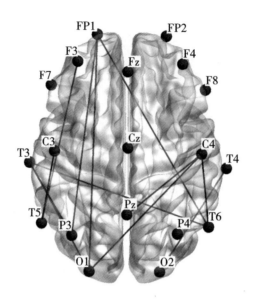

图 12-14　功能连接最终的可视化效果

三、弦图

弦图或者称之为圈图,也是目前应用广泛的功能连接可视化方式,特别是对于电极/节点数目非常多的情况,弦图的可视化效果要比其他方式更好,如图 12-15 所示。

弦图绘制的工具包很多,这里介绍一个基于 Matlab 的免费开源的工具包,即 circularGraph-master,该工具包可以从网站①下载。下载的工具包解压后,通过 Matlab 的 Set Path—Add with Subfolders 进行加载。在工具包中有一个 example. m 文档,里面包含了该工具包如何使用的演示代码,运行如下部分代码,绘制出的弦图如图 12-15 所示。

```
% 随机产生 1 个 32×32 的功能连接矩阵,只保留大于 0.95 的功能连接值
rng(0);
x = rand(32);
thresh = 0.95;
x(x>thresh) = 1;
x(x<=thresh) = 0;
% 调用工具包中的 circularGraph 函数绘制弦图
circularGraph(x);
```

---

① https://github.com/paul-kassebaum-mathworks/circularGraph.

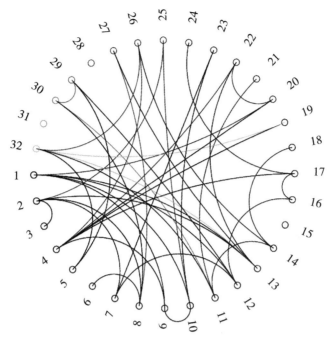

图 12-15　弦图用于功能连接的可视化

除了 circularGraph-master 工具包,另外一个常用的绘制圈图的工具包是 Circos,这个工具包也是供研究者免费使用,其使用方法也较为简单,感兴趣的读者可以访问其官方网站查看使用说明①。

参考文献

[1] ZALESKY A, FORNITO A, BULLMORE E T. Network – based statistic：Identifying differences in brain networks[J]. NeuroImage,2010,53(4):1197–1207. DOI:10. 1016/j. neuroimage. 2010. 06. 041.

[2] YANG X, LIU J, MENG Y, et al. Network analysis reveals disrupted functional brain circuitry in drug–naive social anxiety disorder[J]. Neuroimage, 2017, 190:213 – 223. DOI:10. 1016/j. neuroimage. 2017. 12. 011.

[3] LIU J, FAN Y, ZENG L L, et al. The neuroprogressive nature of major depressive disorder：evidence from an intrinsic connectome analysis[J]. Translational Psychiatry, 2021, 11: 102. DOI:10. 1038/s41398–021–01227–8.

[4] GANELLA E P, BARTHOLOMEUSZ C F, SEGUIN C, et al. Functional brain networks in treatment–resistant schizophrenia[J]. Schizophrenia Research, 2017, 184:73 – 81. DOI:

① http://circos. ca/.

10. 1016/j. schres. 2016. 12. 008.

[5] ZHU J, ZHUO C, LIU F, et al. Distinct disruptions of resting – state functional brain networks in familial and sporadic schizophrenia [J]. Scientific Reports, 2016, 6 (1): 23577. DOI:10. 1038/srep23577.

[6] WANG J, ZUO X, DAI Z, et al. Disrupted Functional Brain Connectome in Individuals at Risk for Alzheimer´s Disease[J]. Biol Psychiatry, 2013, 73 (5):472–481. DOI:10. 1016/ j. biopsych. 2012. 03. 026.

[7] MINGRUI X, JINHUI W, YONG H, et al. BrainNet Viewer: A Network Visualization Tool for Human Brain Connectomics [J]. Plos One, 2013, 8 (7): e68910. DOI: 10. 1371/ journal. pone. 0068910.

[8] OKAMOTO M, DAN H, SAKAMOTO K, et al. Three–dimensional probabilistic anatomical cranio–cerebral correlation via the international 10–20 system oriented for transcranial functional brain mapping [J]. Neuroimage, 2004, 21 (1): 99 – 111. DOI: 10. 1016/j. neuroimage. 2003. 08. 026.

[9] KOESSLER L, MAILLARD L, BENHADID A, et al. Automated cortical projection of EEG sensors: anatomical correlation via the international 10–10 system[J]. Neuroimage, 2009, 46 (1) :64–72. DOI:10. 1016/j. neuroimage. 2009. 02. 006.